Christin Wassely

Gesund mit
Meerrettich

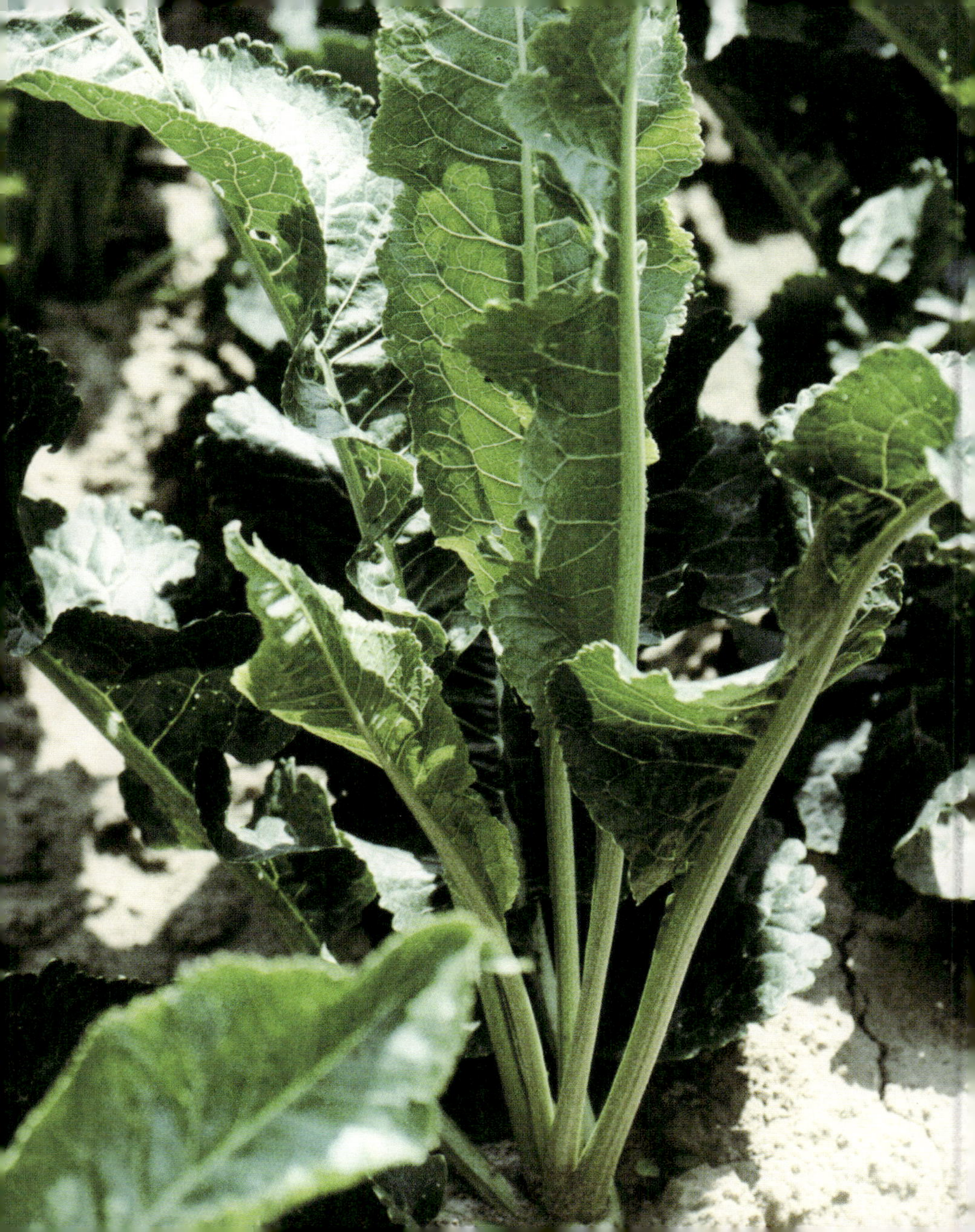

Christin Wassely

Gesund mit
Meerrettich

- Überlieferte Heilrezepte
- Äußerliche und innerliche Anwendungen
- Kochrezepte mit Kren

HERBiG Hausapotheke

Die Ratschläge in diesem Buch sind von Autorin und Verlag sorgfältig geprüft, dennoch kann keine Garantie übernommen werden. Jegliche Haftung der Autorin bzw. des Verlages und seiner Beauftragten für Gesundheitsschäden sowie Personen-, Sach- und Vermögensschäden ist ausgeschlossen.

FSC
www.fsc.org
MIX
Papier aus verantwortungsvollen Quellen
FSC® C084279

Besuchen Sie uns im Internet unter:
www.herbig-verlag.de

2. Auflage 2015

Umschlag: Wolfgang Heinzel unter Verwendung eines Fotos von Stockfood, München
Fotos © Christin Wassely: S. 2, 19, 58; S. 176 © privat
Fotos © Martin Barth, Baiersdorf: S. 8, 11, 28, 37, 80, 121
Wir bedanken uns für die Erlaubnis zur Veröffentlichung.
Lektorat und Bildredaktion: Gabriele Berding
Satz: Grafikdesign Ulrike Storch, München
Gesetzt aus der 9,5/13,5 Utopia
Druck und Binden: Finidr s.r.o.
Printed in EU
ISBN 978-3-7766-2547-9

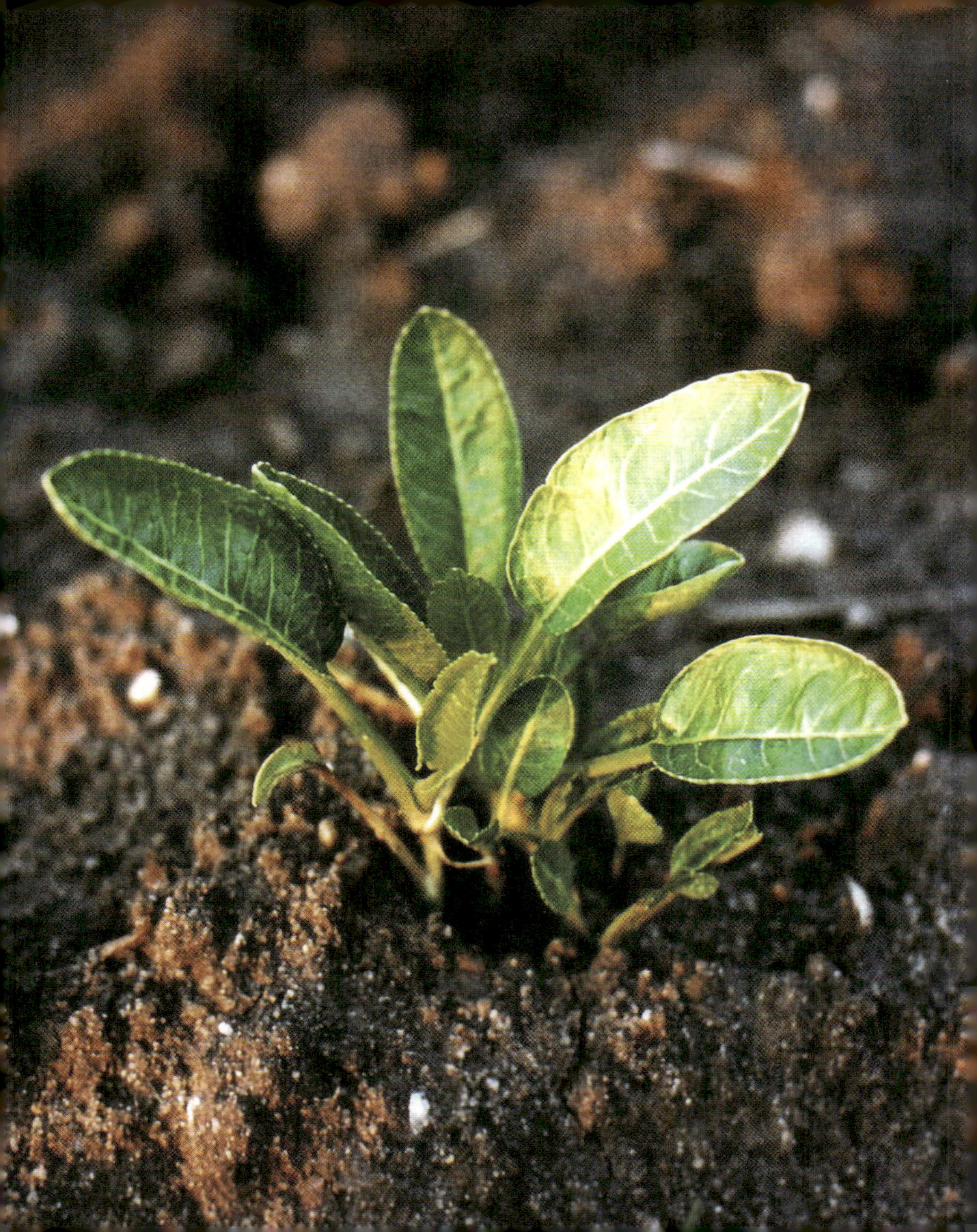

Einleitung

Meerrettich ist uns ein Begriff als schmackhafte Beigabe zu Fleisch- und Fischgerichten. Trotzdem ist er nicht unbedingt jedermanns Sache. In den Regalen der Supermärkte neben Senf, Tomatenketchup und Mayonnaise findet man Meerrettich gebrauchsfertig hergestellt, abgepackt in Metalltuben oder auch in Gläser gefüllt. Unter den aufgezählten soßenartigen Würzmitteln ist er das schärfste und mit Abstand gesündeste Lebensmittel, das hierzulande angebaut wird.

Schon seit mehreren Hundert Jahren wussten unsere Vorfahren, dass diese Wurzelgewächse wertvolle natürliche Heilkräfte für Mensch und Tier besitzen. Deshalb wurde diese Wurzel verzehrt, verehrt und oft als Bestandteil der Hausapotheke verwendet.
In der Phase des Wiederaufbaues nach dem 2. Weltkrieg wurden dann verschiedene synthetisch hergestellte Medikamente auf den Markt gebracht und Naturheilmittel wie der Meerrettich gerieten in Vergessenheit.

Meerrettich ist übrigens offiziell als Nahrungsmittel in die Sparte der Lebensmittel eingeordnet worden, wird vielfach als Würze und als Beigabe zu schwerverdaulichen Gerichten verwendet, ist aber als aromatische Ergänzung auch bei leichter Kost ein Begriff. Meerrettich ist eine Gemüsesorte, die es in sich hat – und zwar reichlich.
Das Wissen im Bereich der Naturheilkunde über die Verwendung von »Armoracia rusticana«, so die lateinische Bezeichnung für Meerrettich, reicht auf jeden Fall ins 20. Jahrhundert hinein.

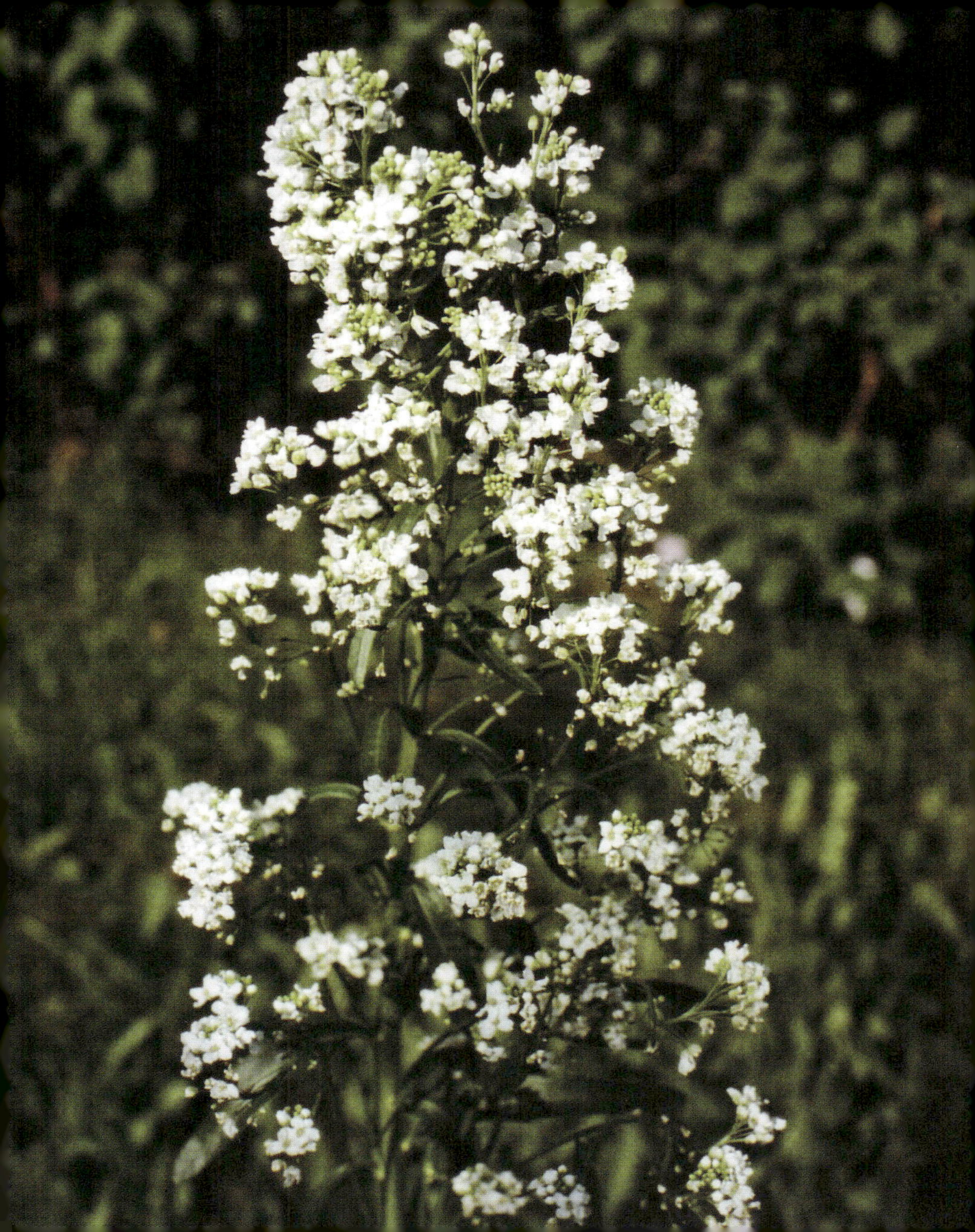

Dieser Ratgeber will Ihnen detailliert und aufschlussreich das »alte Wissen« in neuester Form vermitteln. Erst durch den technischen Fortschritt wurde die Erstellung von Analysen möglich. Diese ermöglichten erst Einblicke in die Zusammensetzung der Substanzen und Aufklärung über ihre Beschaffenheit.

Schon lange wusste man von der intensiven keimtötenden Wirkung des Meerrettichs und dass damit auch rheumatische Leiden gelindert und eine Unterstützung der Verdauung erreicht werden kann. Grundsätzlich war bekannt, dass es einige »reinigende Wirkstoffe« gibt.
Erst durch exakte Studien zur Meerrettichkultur als auch durch die Bestimmung der Inhaltsstoffe konnten die Substanzen und deren Wirkungen geklärt werden. Es sind die in der Wurzel vorhandenen konzentrierten Bestandteile, die eine immense Heilwirkung haben können.

Die seit Generationen überlieferten Rezepturen zur Bereitung hilfreicher Haus- und Heilmittel finden Sie in der »Einführung in die Kräuter-Hausapotheke« ab S. 36.
Heilrezepte mit Meerrettich für innerliche und äußerliche Anwendungen finden Sie ab S. 53. »Anwendungen von A–Z« ab S. 81. Leckere und gesunde Kochrezepte mit Meerrettich dann ab S. 108.

Ich entdeckte die heilende Kraft des Meerrettichs, als ich vor einigen Jahren plötzlich unter unangenehmen Ohrgeräuschen, Hörstörungen und Drehschwindel litt (s. Hörbeschwerden, Hörsturz, Morbus Menière, Tinnitus).

Meerrettich ist allerdings kein Wundermittel – eher als Begleiter auf dem Weg zur Gesundheit anzusehen. Dabei können auf verschiedene Weise Heilwirkungen erreicht werden:

1. Im Zuge der Nahrungsaufnahme über den Magen- und Darmtrakt mit effektiven Wirkungen auf das Blutkreislaufsystem. Wie amerikanische Forscher herausgefunden haben, können die freigesetzten Enzyme eine positive Auswirkung auf das zentrale Nervensystem haben.

2. Durch Inhalation der würzigen Substanzen (ätherische Öle) kann über die Atemwege eine unterstützende Wirkung für den gesamten Organismus erreicht werden.

3. Viele Wirkungsmöglichkeiten bieten die äußerlichen Anwendungen an. Ganz egal, ob zur Wundreinigung, zur Schmerzlinderung bei Verspannungen oder zum Anregen der Durchblutung: Mit Meerrettich können vielfältige Wirkungen erzielt werden! Aus diesem Grunde ist das Miteinbeziehen dieser gesundheitsfördernden Wurzel in die verschiedensten Therapien sehr empfehlenswert!

Ich wünsche, dass Ihnen die sorgfältig recherchierten Informationen aus diesem Buch helfen, Ihre Gesundheit zu erhalten bzw. wiederherzustellen.

Historisches zum Meerrettich

Zur Zeit des Deutschen Reiches war Meerrettich Bestandteil eines jeden Kräutergartens auf dem Land. Die Verwendung war dadurch auf einfache Weise möglich.
Die Städter wurden ausschließlich durch die Krenfrauen versorgt, die den Meerrettich von Tür zu Tür anboten und allerorts über die Landesgrenzen hinweg im gesamten deutschsprachigen Raum wenigstens zwei Mal im Jahr in jedes Haus kamen. Man kann also sagen, dass der Meerrettich überall zu bekommen war.
»Weil's g'sund is und guad schmeckt« – deshalb wurde der Meerrettich fleißig in der Küche verarbeitet. Von unseren Großmüttern wurde er sehr geschätzt und seine vielseitige Verwendung in der Küche war noch selbstverständlich.

Zur Geschichte dieser einzigartig scharfen, robusten Wurzel gibt es einiges zu erzählen. Ich will damit beginnen, wie ich mit dem Meerrettich Bekanntschaft machte, wofür mein Vater in hohem Maße verantwortlich ist. Als Tochter eines Heilpraktikers bin ich seit meiner Kindheit mit vielem Wissenswerten über die Natur und alternative Heilmethoden aufgewachsen. Mein Vater, Viktor Wassely (*1916), machte bereits in jungen Jahren mit Naturprodukten Heilversuche. Die Ausbildung zum Heilpraktiker konnte er sich nicht leisten. Ab Kriegsbeginn arbeitete er als Sanitäter in München. Ende Juli 1944 waren nach den letzten sechs schweren Luftangriffen in München mehr als 3000 Menschen ums Leben gekommen.

Unter dem Bombenhagel der alliierten Streitkräfte waren auch Krankenhäuser und verschiedene Pflegeeinrichtungen zerstört worden. Zahllose verletzte Menschen galt es zu versorgen, Operationen und Amputationen mussten durchgeführt werden, es gab kaum noch Medikamente.
Anstatt der dringend benötigten Medikamente, darunter vor allem auch Chloroform, wurden auf Lastwägen in Bündel zusammengefasste Meerrettichwurzeln in die wenigen noch intakten Kasernenhöfe im Münchner Stadtteil Nymphenburg angeliefert. Die kühlen Kellergewölbe dienten als Lagerstätte.
Ab Februar 1944 wurde sämtlichen Meerrettichgroßhändlern der freie Handel mit den Meerrettichwurzeln untersagt. Unter Aufsicht meines Vaters wurde anhand verschiedener Rezepturen wundsäubernde und heilwirkende Medizin aus reiner Natur hergestellt. Frisch geriebener Meerrettich konnte u. a. genutzt werden, da er eine den Schmerz betäubende Wirkung hat. Damals konnte Tausenden schmerzgepeinigten Menschen auf einfache Weise und schnellstmöglich geholfen werden.

Gehen wir nun zeitlich noch etwas weiter zurück:
Vor etwas mehr als hundert Jahren war die Heilkraft des Meerrettichs auch in Großbritannien bekannt. Die folgende Erzählung dokumentiert eine wahre Begebenheit.
Im 1899 ausbrechenden Burenkrieg blieb Deutschland neutral, die USA, Russland, Großbritannien, Frankreich und Italien schickten Truppen in das Krisengebiet. 1903 wurde der Machtkampf entschieden.
Die mit kranken Pferden in die Heimat zurückgekehrte britische Kavallerie befand sich in einem schlechten Zustand. Zahlreiche Tiere waren

unterwegs an Infektionskrankheiten qualvoll verendet. Die Tiere litten unter Immunschwäche, Blutkrankheiten und hatten vereiterte Hufe. Nun waren den Briten schon lange Zeit die Heilstoffe aus der Meerrettichwurzel speziell für Anwendungen in der Pferdeaufzucht bekannt. Meerrettich war in Großbritannien als natürliches Heilmittel für die Stalltiere ein Begriff (im Englischen steht »horseradish« für Meerrettich).
So reisten im November 1903 hohe Offiziere der britischen Regierung ins bayerische Frankenland, um in der Gegend von Baiersdorf den Auftrag, alles an Meerrettich aufzukaufen, was sie nur bekommen konnten, ausführen zu können. Meerrettichwurzeln und auch Teile davon bezahlten sie mit einem guten Preis. Fast schien es so, als würden die Herren davon nicht genug bekommen können. Dies veranlasste eine alte Mutter, hinaus auf die Feldwege zu eilen und das »Bizzi« wieder einzusammeln, das, was sie an Wurzelfäden als Abfallprodukt tags davor in die ausgehöhlten Schlaglöcher zum Füllen gelegt hatte.

Gehen wir nun in der Historie noch viel weiter zurück und »arbeiten« wir uns dann langsam wieder in Richtung Jetztzeit vor.
In den Aufzeichnungen der Hildegard von Bingen (1098–1179) wurden erste Erkenntnisse dokumentiert. In ihren botanischen Schriften erwähnte sie den Beitrag des Meerrettichs zur Förderung und Erhaltung der Gesundheit.
Einer Frankensage nach soll der im 15. Jahrhundert auf Schloss Scharfeneck residierende Markgraf Johannes Alchemista (1401–1464) den Meerrettich in Baiersdorf eingeführt haben.

Nahezu alle in und um Baiersdorf ansässigen Bauern befassten sich früher mit dem Anbau von Kren. Der feldmäßige Anbau wurde 1787 erstmals von Johann Michael Füssel aus Erlangen erwähnt.
Nach der Eröffnung des Ludwig-Donau-Main-Kanals im Jahr 1846 wurden die Meerrettichstangen in großen Holzfässern mit jeweils 500 Kilogramm Fassungsvermögen direkt ins Ausland verschifft. Damalige Abnehmer waren Österreich, Ungarn, Israel, die USA und Russland.

Natürlich gäbe es noch viel mehr zum Meerrettich und seiner Geschichte zu erzählen, wenden wir uns aber jetzt der Pflanze selbst zu.

Wissenswertes zur Botanik

Für den Meerrettich gibt es zwei botanische Namen:
Armoracia rusticana und **Cochlearia armoracia** L.

Dieses Wurzelgewächs ist unter verschiedenen Pflanzennamen bekannt: Bauernsenf, Fleischkraut, Green, Horseradish (engl.), Kren, Marr-Reddig, Mähr-Rettig, Pferderadies, Rachenputzer, Raifort (franz.).
Meerrettich gehört zur Familie der Kreuzblütler (Cruciferae) und ist dadurch verwandt mit Senf, Kresse und Knoblauch. Die winterharte Pflanze hat bei Anbau in Sonderkultur stangenförmige, ca. 35 cm lange und ca. 6 cm dicke Wurzeln mit einem Gewicht bis zu ca. 500 g pro Exemplar.

Erscheinungsbild: Mehrjährige Staude, 0,4–1,5 m hoch, Stiel gefurcht, verzweigt mit seitlichen Trieben, würzig duftend. Das Rhizom, die Meerrettichwurzel, auch Meerrettichstange genannt, wächst heute noch in Wildform in den Steppen des östlichen Russlands und der Ukraine, in Teilen des ehemaligen Jugoslawiens sowie auch in Slowenien, Ungarn, Österreich und Deutschland.

Die Pflanze: Lange Stiele, länglich ovale Form und am Rand gekerbt, Stängel sowie die Blätter wechselständig und kurzstielig. In Deutschland wird die bis zu mehr als einen Meter hoch wachsende Staude schon seit dem 12. Jahrhundert als Heil- und Gewürzpflanze angebaut und gezielt eingesetzt.

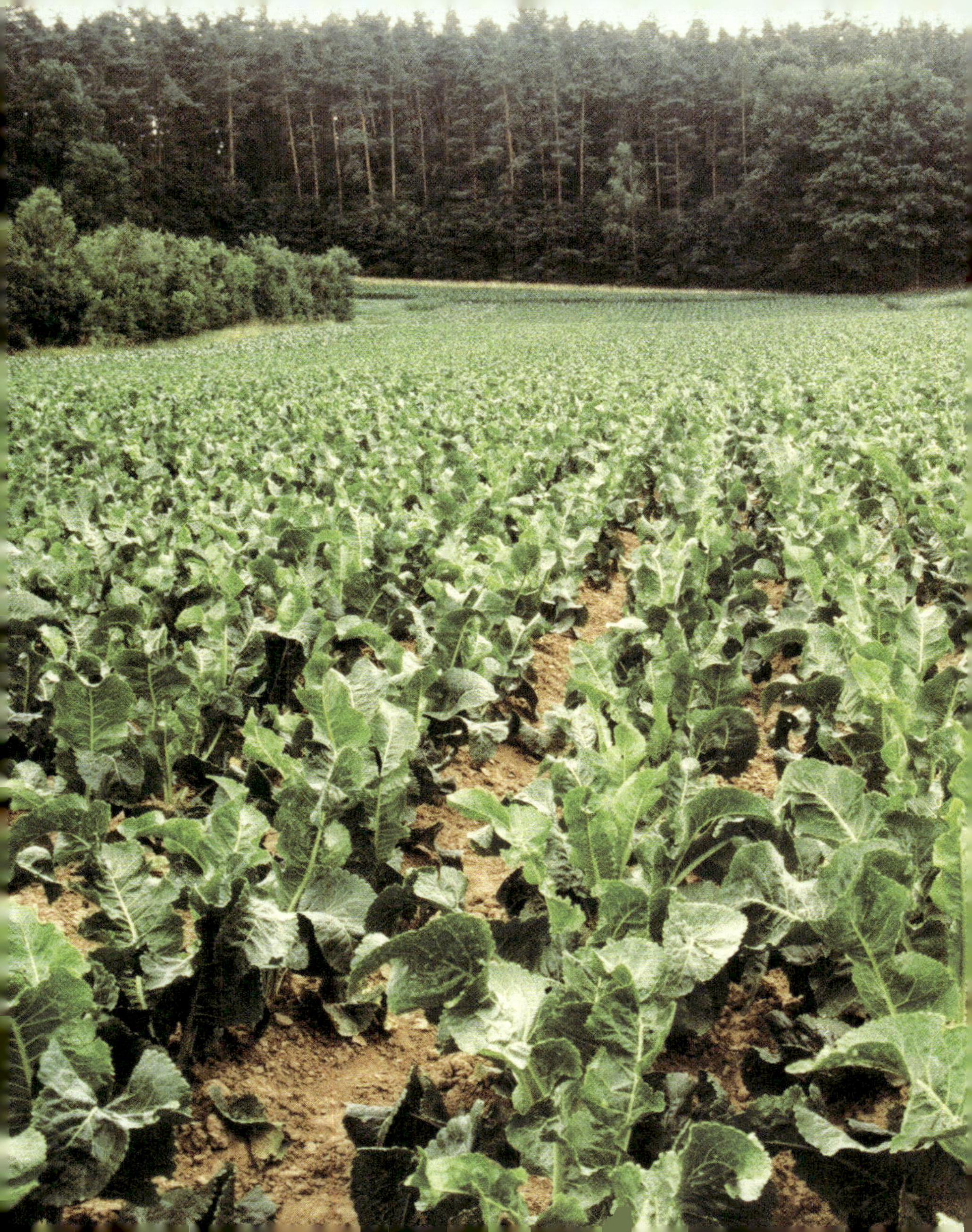

Herkunft: Meerrettich stammt aus Südosteuropa und Westasien, wo er seit etwa 2000 Jahren kultiviert wird. Der erste Anbau in Mitteleuropa wird auf das 12. Jahrhundert geschätzt. Es wird angenommen, dass die Pflanze von den aus der Ukraine kommenden Kelten nach Europa eingeführt worden ist. In warmen Ländern wie Italien und Spanien kennt man die gesunde Wurzel kaum, weil sie dort nicht gut gedeiht.

Verschiedene Drogen können aus der Meerrettichpflanze gewonnen werden: Radix Armoraciae, gepresster Pflanzensaft aus der Wurzel und den Blättern, und Oleum Armoraciae, ein Auszug aus den Blüten und Dolden.

Meerrettich liebt feuchte, schattige Stellen und braucht einen tiefgründigen, nährstoffreichen und lockeren Boden. Die Hauptwurzel bildet seitliche Ausläufer und rosettenartig angeordnete, meist bis zu 1 m lange, hohe Blätter.
Die Blattformen und Blattstellungen sind typisch für die einzelnen Sorten, welche nach ihrer Herkunft benannt sind, zum Beispiel Dänischer, Steyrischer, Ungarischer usw. …
Die Sonderkulturen werden zu Erntezwecken im jeweiligen Jahr von den Bauern ausgelegt. Zur Blüte kommen nur die nicht geernteten bzw. die wild wachsenden Meerrettichpflanzen ab dem zweiten Jahr der Kultur. Zur Blütezeit von Mai bis Juli erscheint eine weiß blühende Scheindolde. Die Früchte sind vier- bis sechssamig und stecken in einer ovalen Schote.

Verbreitung des Meerrettichs

Es wird angenommen, dass der ursprüngliche Meerrettich in Süd- bzw. Osteuropa beheimatet ist, in Sumpfregionen in Meernähe. Vermehrung des feldmäßigen Anbaus von Meerrettich kann in unseren Breitengraden nicht über Samen, sondern nur über Setzlinge erfolgen. Meerrettich liebt feuchte, schattige Stellen und braucht einen tiefgründigen, nährstoffreichen Boden.

Gesunde Wurzelgewächse

Als bekömmliche und gesundheitsunterstützende Wurzelgewächse sind uns aus Asien und Indien einige »feurige Gewürze« bekannt, die der Meerrettichwurzel ähnlich sind:

- Kurkuma, hat hierzulande den Namen »Gelbwurz« bekommen.
- Ingwer, der zur Familie der Gewürzlilien gehört, ist sehr beliebt.
- Galgant, vom Aussehen dem Ingwer ähnlich, im Geschmack milder.
- Kalmus, nur vom Aussehen dem Ingwer ähnlich, jedoch nicht verwandt, als Gewürz und Heilmittel zur Verdauungsförderung anerkannt.

Meerrettich gibt es in verschiedenen Gegenden und er wird in Ländern wie beispielsweise Ungarn, Russland, Slowenien, Polen angebaut. Die Ernten der Sorten fallen unterschiedlich aus. Ausschlaggebend für den Geschmack sind die verschiedenen Erden, in denen die Wurzeln ausgelegt werden und während einer Kulturphase von sechs bis acht Monaten zu Stangen heranwachsen. Deutliche Unterschiede in der Güte des Aromas sind zu erkennen, ähnlich wie beim Weinanbau. So kommt es neben der Sorte auf die Lage, auf die Erdbeschaffenheit und auf das Klima an.
So sind die Spreewälder Bauern der Meinung, dass ihre Wurzeln sich an Schärfe und besonderer Würze gegenüber anderen Sorten und Anbaugebieten auszeichnen würden. Die dort vorhandenen humosen Böden mit ausreichender Bodenfeuchtigkeit und das dort vorherrschende Klima mögen durchaus einen beachtlichen Beitrag zur Entwicklung einer eigenen Geschmacksnote leisten. Immerhin hat auch der Spreewälder Meerrettich bereits eine Tradition, die bis ins 18. Jahrhundert zurückreicht.
In der Verarbeitungsmethode der Wurzelstangen gibt es Unterschiede: In Brandenburg zum Beispiel wird die Wurzel vor der Weiterverarbeitung, dem Aufreiben, grundsätzlich nur gut gebürstet und nicht geschält, weshalb sie mehr Scharfstoffe enthalten kann.
In Baden-Württemberg befinden sich zwei namhafte Meerrettichanbaugebiete nahe den Orten Urloffen und Niederbühl, ein großes Anbaugebiet gibt es aber auch im Norden, vor den Toren der Hansestadt Hamburg.

Anbau und Vermehrung

Der feldmäßige Anbau von Meerrettich erfolgt hauptsächlich durch Setzlinge, die sogenannten »Fechser«. Es handelt sich dabei um Wurzelfäden, die sich bei der Ernte am Ende der eigentlichen Hauptwurzel (Stange) befinden. Diese Setzlinge haben einen intensiven Arbeitsprozess durchlaufen. Sie wurden bei der Verarbeitung der Ernte im Jahr zuvor von der Stange getrennt, sortiert und bis zur Pflanzzeit im Frühjahr eingemietet. Diese Fechser werden auf eine Länge von 35 cm zugeschnitten, und zwar am dicken Ende gerade und am dünnen Ende schräg. Wenn sie Anfang April in die vorbereiteten Erdfurchen ausgelegt werden, haben sich über die Wintermonate hinweg bereits feine Wurzeltriebe gebildet.

Zur Vorbereitung des Feldes oder der Stelle im Hausgarten sollte im Herbst gut verrotteter Stallmist ausgebracht werden. Im Frühjahr sollte der Boden dann geeggt oder mit einer Fräse gelockert werden.

Die Erde muss zu 10–15 cm hohen Dämmen aufgeworfen werden, auf deren Scheitelpunkt Pflanzfurchen mit einer Tiefe von 5–10 cm angelegt werden. In diese werden die Fechser gelegt. Der ideale Pflanzabstand von Wurzel zu Wurzel beträgt 80 cm.

Beim Einlegen des Kren sollte darauf geachtet werden, dass das dickere Ende, aus dem die Blätter (das Kraut) wachsen werden, möglichst gegen Osten, also der aufsteigenden Sonne entgegen, ausgerichtet wird. Diese Maßnahme kann die heranwachsenden Pflanzen vor Windbruch schützen.

Anfang Mai, wenn sich mehrere kräftige Blätter (Kopftriebe genannt) zeigen, muss die Erde um jede einzelne Pflanze aufgelockert und das Wurzelgebilde zur Hälfte freigelegt werden. Beim »Köpfen«, so wird dieser Arbeitsvorgang genannt, bleibt jeder Pflanze dann nur ein Kopftrieb erhalten. Die Erdauflockerungsarbeiten durch alle Reihen des Krenfeldes müssen je nach Regen- bzw. Trockenperioden des Öfteren wiederholt werden.

Im Juni und Juli müssen dann, möglichst bei leichtem Regenwetter, noch einmal die Wurzeln in Handarbeit freigelegt werden, um die kleinen Seitentriebe, welche sich erneut an der heranwachsenden Wurzelstange gebildet haben, zu entfernen. Das sogenannte »Abreiben« ist von Vorteil für die Verbesserung der Qualität des späteren Ernteproduktes. Durch diese Arbeit wird die Pflanze dabei unterstützt, eine kräftige und starke Wurzel auszubilden. Das einzige Hilfsmittel bei diesem Kultiviervorgang ist die Hacke.

Ganz neue Beobachtungen zum Meerrettich machten die Wissenschaftler an der TU Weihenstephan in Freising bei München. In einer langjährig angelegten Versuchsreihe für die Qualitätsforschung im Bereich Gemüse- und Pflanzenbau hat sich gezeigt, dass die pflanzlichen Abfälle vom Meerrettich (Rinden bzw. Schalen der Wurzeln, auch Blätter und Stängel) ganz besonders als Düngemittel geeignet sind.
In einer Versuchsplantage wurde auf großflächigen Feldern die Düngung des Erdreiches mit Meerrettichwurzelschalen erprobt. Das Ergebnis im darauffolgenden Jahr war selbst für erfahrene Agrarwissenschaftler verblüffend. Der Weizen, der auf den Flächen mit zusätzlicher Meerrettichdüngung angebaut worden war, wuchs tatsächlich 20 cm höher als der auf den Nachbarflächen.

Obwohl sich in den Blättern des gedeihenden Meerrettichs – ebenso wie in der Wurzel – auch ätherische Öle befinden, kann es zu einem Schädlingsbefall kommen. Diese Schädlinge sind der sogenannte Erdfloh, der Kohlweißling und der »weiße Rost«, eine Fachbezeichnung für einen Pilz, der sich über das Kraut hermachen kann.
Äußerst selten zeigen sich Verfärbungen der Blätter, die während des Wachstums mehr und mehr zweifarbig werden. Hierzu rätseln die Bauern, können sich dieses Phänomen aber nicht erklären.
Im Laufe der langen Tradition des Meerrettichanbaus sind die Bauern dazu übergegangen, den Kren jedes Jahr auf einem anderen Feld anzubauen. Der feldmäßige Krenanbau wird nun so gehandhabt, dass nun immer nach drei Jahren dieselbe Anbaufläche erneut mit Krenfechsern belegt wird.
Die Auenböden, die für den Krenanbau genutzt werden, bedeuten wegen ihrer speziellen Beschaffenheit erhebliche Mehrarbeit für den Bauern. Die auf engstem Raum stark wechselnden Bodenverhältnisse, die starke Neigung zu Dichtlagerung, die Tatsache, dass die Böden im Sommer steinhart, im Frühjahr zu nass und im Hochsommer zu trocken sind, das alles kennzeichnet Auenböden. Doch gerade das scheinen die optimalen Bodenqualitäten in unseren Breiten zu sein, die den Meerrettichstangen zu besonderer Würze und Stärke verhelfen.
Die Tatsache, dass Meerrettich sehr viel Einsatz abverlangt, ist bekannt. Während beim Kartoffelanbau etwa 100 Arbeitsstunden, beim Getreideanbau sogar nur an die 20 Arbeitsstunden pro Jahr und Hektar aufgewendet werden müssen, verlangt der Krenanbau ca. 1500 Arbeitsstunden pro Hektar bei einem Ernteertrag von ca. 120 Zentnern Meerrettich.

Die Bauern sind dazu übergegangen, den Kren alljährlich auf einer anderen Feldfläche anzubauen. Sie vermeiden es, nach der Meerrettichernte artverwandte Pflanzen auf das Feld zu bringen, wie zum Beispiel Kartoffeln, Raps, Senf, Luzerne (eine Kleesorte), Erdbeeren und Zuckerrüben, die wie der Meerrettich zur Familie der Kreuzblütler gehören.
Als ideale Saaten für den nachfolgenden Anbau eignen sich Wintergetreide, Winterweizen, Winterroggen, Wintergerste und Triticale, welche noch im Herbst ausgebracht werden. Auch Sommergetreide und Sommerweizen, Sommerroggen, Sommergerste und Hafer, die im Frühjahr des darauffolgenden Jahres gesät werden, sind geeignet.
Die Ernte der Meerrettichwurzeln bedeutet, wie könnte es anders sein, viel Handarbeit für die Bauern. Mit der Hacke muss wieder um jeden einzelnen Wurzelstock herum das Erdreich gelockert werden. Dieses Mal ganz besonders sorgfältig, damit möglichst alle Wurzelfäden, die sich tief ins Erdreich hineingearbeitet haben, gelöst werden können. Nur in seltenen Fällen wird der Schüttelpflug bei der Meerrettichernte zum Einsatz gebracht. Dieses Gerät ist nur bei modernen landwirtschaftlichen Großbetrieben vorhanden. Wenngleich diese Maschine eine enorme Erleichterung beim Herausheben der stark verzweigten Wurzelfäden bedeutet, erspart sie den Bauern nicht eine Nacharbeit mit der Hacke, zum Säubern des Erdreiches.
Die traditionelle Erntezeit beginnt Ende September und zieht sich bis in den späten November hinein. Wenn der Meerrettich geerntet wird, sind die Blätter meist schon rostbraun verfärbt. Das Kraut wird sofort abgedreht, gleich nach dem Herausziehen der Stange aus dem Erdreich, damit der Saft in der Wurzel verbleibt.

Als Nächstes müssen die Meerrettichwurzeln eingesammelt und auf den Hof gebracht werden. Auf dem bäuerlichen Anwesen werden die Putzarbeiten im Stadl durchgeführt. Nachdem die Wurzeln grob gesäubert und die Fechser abgetrennt sind, werden die Stangen nach Güteklassen sortiert und auf dem kühlen Lehmboden zu hohen Reihen aufgerichtet. Die mit Sand eingedeckten Wurzelreihen werden mit Wasser befeuchtet und bis zur Auslieferung mit Planen abgedeckt.
Die kleineren Wurzeln, im Frankenland »Bizzi« genannt, kommen zusammen mit der schönen, glatten Stangenware auf den Markt bzw. zum Gemüsehändler.
Meerrettich ist ein frostfestes Gemüse, das von September bis April erntefrisch über den Handel angeboten wird; der überwiegende Teil der Ernten gelangt in die verarbeitenden Industriebetriebe, aber auch in kleinere landwirtschaftliche Betriebe, die uns den tafelfertigen Meerrettich rund ums Jahr gebrauchsfertig in die Ladenregale liefern.
In den Sechzigerjahren wurden verschiedene Meerrettichsorten aus Nachbarländern eingeführt und nachgezogen. Insgesamt sicherten zwölf neue Sorten den Fortbestand der Meerrettichkultur in Deutschland. Die Sorten wurden nach ihrer Herkunft benannt: Nederlinger, Novisater, Bulgarischer, Österreicher und so weiter.

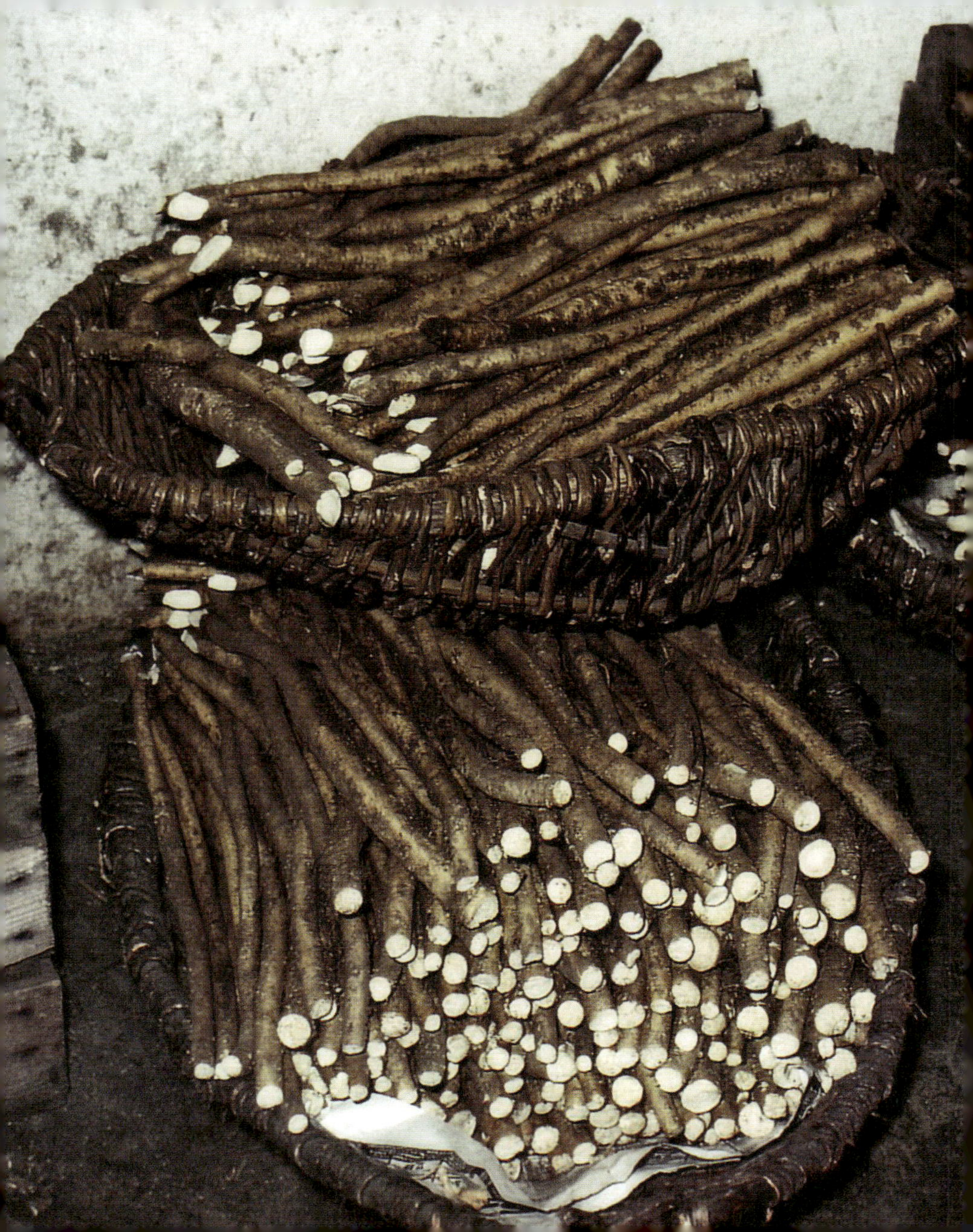

Die Inhaltsstoffe des Meerrettichs

Die Inhaltsstoffe bei 100 g verwertbarer Wurzel setzen sich nach dem neuesten Stand der Wissenschaft wie folgend aufgelistet zusammen:

- Aminosäuren Alligrin und Asparagin
- Glykosinolate (Sinigrin), Senfölverbindungen, welche durch Spaltung mittels eines Enzyms folgende Scharfstoffe – Allylsenföle und andere ätherische Öle (Isothiocyanate) – freisetzen
- Rhodanwasserstoff
- Andere bakterienhemmende antibiotische Substanzen

Hauptbestandteile *(in 100 g Kren)*

Wasser	76,6 g	Eiweiß (Proteine)	2,8 g
Fett	0,3 g	Kohlenhydrate	15,3 g
Rohfaser	2,8 g	Mineralstoffe gesamt	2,2 g

Vitamine *(in 100 g Kren)*

Vitamin C	114,0 mg	Beta-Carotin	0,02 mg
Vitamin B1	0,14 mg	Vitamin B2	0,11 mg
Vitamin B6	0,18 mg	Niacin	0,60 mg

Mineralien und Spurenelemente *(in 100 g Kren)*

Kalium	554,0 mg[1)]	Calcium	105,0 mg
Phosphat	65,0 mg	Magnesium	33,0 mg
Chlorid	18,0 mg	Natrium	9,0 mg
Eisen	1,4 mg	Zink	1,4 mg
Mangan	460,0 µg[2)]	Kupfer	140,0 µg
Nickel	30,0 µg	Chrom	3,0 µg
Jodid	1,0 µg	Kobalt	1,0 µg

1) mg = Milligramm 2) µg = Mikrogramm

Das Glykosid Sinigrin setzt beim Aufreiben der Meerrettichwurzel durch Spaltung – mithilfe eines Enzymes – den Scharfstoff Allylsenföl und andere ätherische, ebenso wertvolle, antibakteriell wirkende Öle frei. Das entsprechende Enzym trägt den Namen Myrosinase. Wesentliche Wirkstoffe im Meerrettich sind die Senföl-Glykoside. Das wichtigste darunter ist das Sinigrin. Eine erntefrische Wurzel enthält davon ca. 0,32 Prozent. Zu 90 Prozent bestehen die enthaltenen Senföle aus Allylsenföl. Dieses ist für den scharfen Geschmack der aufgeriebenen Wurzel verantwortlich. Der Inhaltsstoff Isothiocyanat ist ein flüchtiger Stoff, welcher ebenfalls in geringer Menge in der Wurzel vorhanden ist. Dieser kann dafür verantwortlich sein, dass Bakterien in ihrem Wachstum gehemmt werden und dass der Meerrettich wie ein natürliches Antibiotikum auch gegen infektiöse Pilze wirkt.

Meerrettich enthält im Allylsenfölgehalt ein natürliches Antibiotikum, das auch in anderen artverwandten Pflanzen wie Zwiebel, Knoblauch, Senf und den verschiedenen Kressesorten vorkommt. Die Senföle werden als fettlöslicher Nahrungsbestandteil vom Verdauungstrakt aufgenommen und zum Teil über die Harnwege, die Atemwege, die Schleimhaut und die Haut wieder ausgeschieden. Krankheitserreger wie Streptokokken und Staphylokokken sowie Pilze, die sich in bzw. auf diesen Organen aufhalten, werden dadurch im Wachstum und der Vermehrung gehemmt. Im Gegensatz dazu werden die lebensnotwendigen Bakterien in unserer Darmflora durch diese antibiotischen Substanzen nicht geschädigt. Die vorerwähnten Scharfstoffe regen die Verdauungsdrüsen an und bewirken eine rege Darmtätigkeit.
Ein Charakteristikum aller ätherischen Wirkstoffe ist ihre krampflösende Wirkung – dadurch lässt sich die Entspannung der glatten Muskulatur erklären.

Grundsätzliches zu Vitaminen & Co.

Die Menge der Inhaltsstoffe und das Verhältnis der einzelnen Wirkstoffe zueinander ist für die Heilwirkung bestimmend, so auch beim Meerrettich. Sekundäre Pflanzenstoffe wie Mineralien, Spurenelemente und Vitamine kommen beim Meerrettich in verhältnismäßig hoher Konzentration vor und machen die Pflanze für den gesundheitsbewussten Verbraucher auch deshalb besonders interessant.
Meerrettich ist auch empfehlenswert für eine kalorienbewusste Ernährung. Nährstoffe im engeren Sinne wie Proteine, Kohlenhydrate und Fette sind in dieser Gemüsepflanze weniger vorhanden.

Vitamine

Vitamine haben Enzymcharakter und wirken ähnlich wie diese. Vitamine können im Körper nicht selbst gebildet werden und müssen deshalb über die Nahrung zugeführt werden. Vitaminmangel führt zur Entgleisung des normalen Stoffwechsels und ruft letztendlich Krankheitssymptome hervor. Der hohe Anteil an Vitamin C im Meerrettich ist sicherlich eine besonders gute Unterstützung für die Gesundheit, natürlich in Kombination mit den anderen in der Wurzel vorhandenen Pflanzenstoffen. Meerrettich enthält doppelt so viel Vitamin C wie die Zitrone!

Weitere Vitamine wie B1 sind Nahrung für die Nerven. Bei Mangelerscheinungen treten Konzentrationsschwäche, Mattigkeit und Müdigkeit auf.

Vitamin B2 führt dem Körper Energie zu. Bei Mangel an diesem Vitamin können Risse in den Lippen bzw. den Mundwinkeln, Sehstörungen und Blutarmut auftreten.

Vitamin B6 ist an der Blutbildung und am Eiweißstoffwechsel beteiligt. Die Vitamin-B-Zufuhr ist besonders für Raucher und Menschen mit einem hohen Süßigkeitenkonsum notwendig. Menschen, die häufiger Alkohol trinken und Raucher verbrauchen große Mengen Vitamin B für die Entgiftung des Körpers. Deshalb ist es anzuraten, dass sie für einen ausgeglichenen Vitaminhaushalt sorgen, um mögliche Gesundheitsdefizite ausgleichen zu können. Ein Mangel an Vitamin B1 kann z. B. zu einer Nervenentzündung führen, die an verschiedenen Stellen des Körpers auftreten kann.

Niacin befindet sich in relativ hoher Konzentration im Meerrettich und kann gute Dienste bei der Behandlung der Menière'schen Krankheit (Drehschwindel, Gehörsturz, Tinnitus und Schwerhörigkeit) leisten.

Sekundäre Pflanzenstoffe

Zu den sekundären Pflanzenstoffen zählen Mineralien und Spurenelemente, außerdem der Wirkstoff Isothiocyanat, der, vorbeugend eingenommen, Infektionen in der Entstehungsphase beeinflussen kann. Wissenschaftliche Untersuchungen belegen, dass mehrere sekundäre Pflanzenstoffe mit unterschiedlichen chemischen Strukturen eine wachstumshemmende Wirkung bei Bakterien, Pilzen, Hefen und Viren haben. Der Körper benötigt sie, um funktionieren zu können.
Als Duft- und Geschmacksstoffe beeinflussen die sekundären Pflanzenstoffe auch die Nahrungsauswahl des Menschen.
Die gesundheitsschützenden und therapeutischen Wirkungen pflanzlicher Nahrung beruhen auf der Vielfalt der sekundären Pflanzenstoffe. Folgende Wirkungen werden diesen sekundären Pflanzenstoffen zugeschrieben:

- antikanzerogen
- antithrombotisch
- den Blutdruck beeinflussend
- verdauungsfördernd
- antimikrobiell
- entzündungshemmend
- cholesterinsenkend

Mineralstoffe

Kalium reguliert vor allem den Wasserhaushalt und ist wichtig für die Unterstützung der Herzfunktion. Kalium verbreitet seine Wirkung über das zentrale Nervensystem, was seine schnelle Wirkung beim Verzehr bzw. der Anwendung von rohem, unverdünntem Meerrettich zusammen mit den in der Wurzel vorhandenen ätherischen Substanzen erklärt.

Auch die Wirkung der Calciumanteile im Meerrettich ist beachtlich. Calcium ist ein chemisches Element, das in Verbindung mit dem nachgewiesenen Rhodanwasserstoff und dem anteiligen Wasser für die oft erstaunlich schnelle Wirkung sorgen soll. Calcium dient dem Körper als wichtiger Baustein für Knochen und Zähne.

Magnesium hat eine metabolische (den Stoffwechsel betreffende) Verbindung zu Calcium. Ein Mangel an Magnesium macht sich durch Neigung zu Muskelkrämpfen bemerkbar. Durch das Auffüllen des Magnesiumdefizits – es reichen dazu bereits geringe Mengen aus – werden diese Störungen innerhalb kurzer Zeit behoben.

Die Aminosäuren und die Scharfstoffe der Allylsenföle sowie auch die weiteren ätherischen Stoffe sind selbstverständlich auch stark an der beeindruckenden Wirkung des Meerrettichs beteiligt.

Es sollte unbedingt gewährleistet sein, dass beim Verzehr und bei der Anwendung von Meerrettich als Heilmittel nur frische, einwandfreie Rohware zur Verwendung kommt. Anderenfalls könnten die wertvollen Inhaltsstoffe sogar negativ wirken und Blähungen und Schmerzen im Magen- und Darmbereich verursachen. Der Meerrettich könnte dann bei der Verwendung als Heilmittel beispielsweise Hautrötungen hervorrufen und gar den Anschein von Unverträglichkeit geben.

Bioaktive Substanzen

Im Meerrettich befinden sich auch Glykosinolate. Sie gehören zu den bioaktiven Substanzen und sind für den typischen Geschmack des Meerrettichs verantwortlich. Forschungsergebnisse belegen, dass diese Substanzen ganz wesentliche Beiträge zur Erhaltung der Gesundheit leisten können:

Sie haben antikanzerogene Wirkungen, d. h. sie können vor Krebs schützen. Ihre antimikrobiellen Wirkungen können das Bakterienwachstum hemmen. Es ist ebenfalls nachgewiesen, dass sie cholesterinsenkende Eigenschaften haben.

Wenn die Meerrettichwurzel roh und gerieben verzehrt wird, ist der Erhalt der bioaktiven Kräfte in besonderem Maße gewährleistet. Bei Erhitzung derselben verringert sich der Glykosinolat-Gehalt durchschnittlich um 35 Prozent. Die im Meerrettich, genau wie in Zwiebeln und Knoblauch, vorhandenen Allium-Verbindungen können vor Krebserkrankungen (Magen-, Darm- und Lungenkrebs) schützen, wie wissenschaftliche Studien belegen.

Einführung in die Kräuter-Hausapotheke

Es war nützlich, dass die Hausapotheke in der Zeit unserer Eltern und Großeltern stets die notwendigen Tropfen, Salben und Kräutersäckchen sowie Hilfsmittel für den Erhalt und die Pflege der Gesundheit parat hatte. Es gab stets nur einfache Mittel zur Herstellung sowie auch zur Aufbewahrung der Arzneien. Dadurch war die »Haltbarkeit« nur für einen geringen Zeitraum gegeben, d. h., das Anlegen von größeren Vorräten war wenig sinnvoll.

Jedes Jahr wurden also frische Kräuter aus der Vorratskammer der Natur gesammelt und zu Arzneien angerührt und so, wie es notwendig war, angewendet und verbraucht. Die möglichst erntefrische Verwendung und Anwendung zur Heilung, Schmerzlinderung und Unterstützung der menschlichen Gesundheit ist nach wie vor die empfehlenswerteste Methode.

Kräuter sind die Basis für die Herstellung von Balsamen, die zur äußerlichen Anwendung auf die Haut aufgetragen werden können. Einige Hilfsstoffe natürlicher Herkunft, wie zum Beispiel Bienenwachs, Kakaobutter und auch das aus Beinwellwurzeln gewonnene Allantoin eignen sich zur Herstellung von Hautpflegemitteln. Wahlweise einer dieser Stoffe bildet die Fettgrundlage für den Anrührprozess. Diese Komponenten beschleunigen den Arbeitsablauf und verhelfen in Minutenschnelle dazu, die Cremes und Salben fest werden zu lassen. Als Zusatzstoffe für die Herstellung von Heilmitteln sind ab dem 19. Jahrhundert unter anderem Rizinusöl, Palisolöl, Terpentinöl, Salmiakgeist oder gar Lebertran verwendet worden. Heute gibt es wesentlich angenehmere Substanzen.

Krenweiberl mit Kundin – gut, wenn einem die Bestandteile für die Hausapotheke direkt vor die Tür gebracht werden.

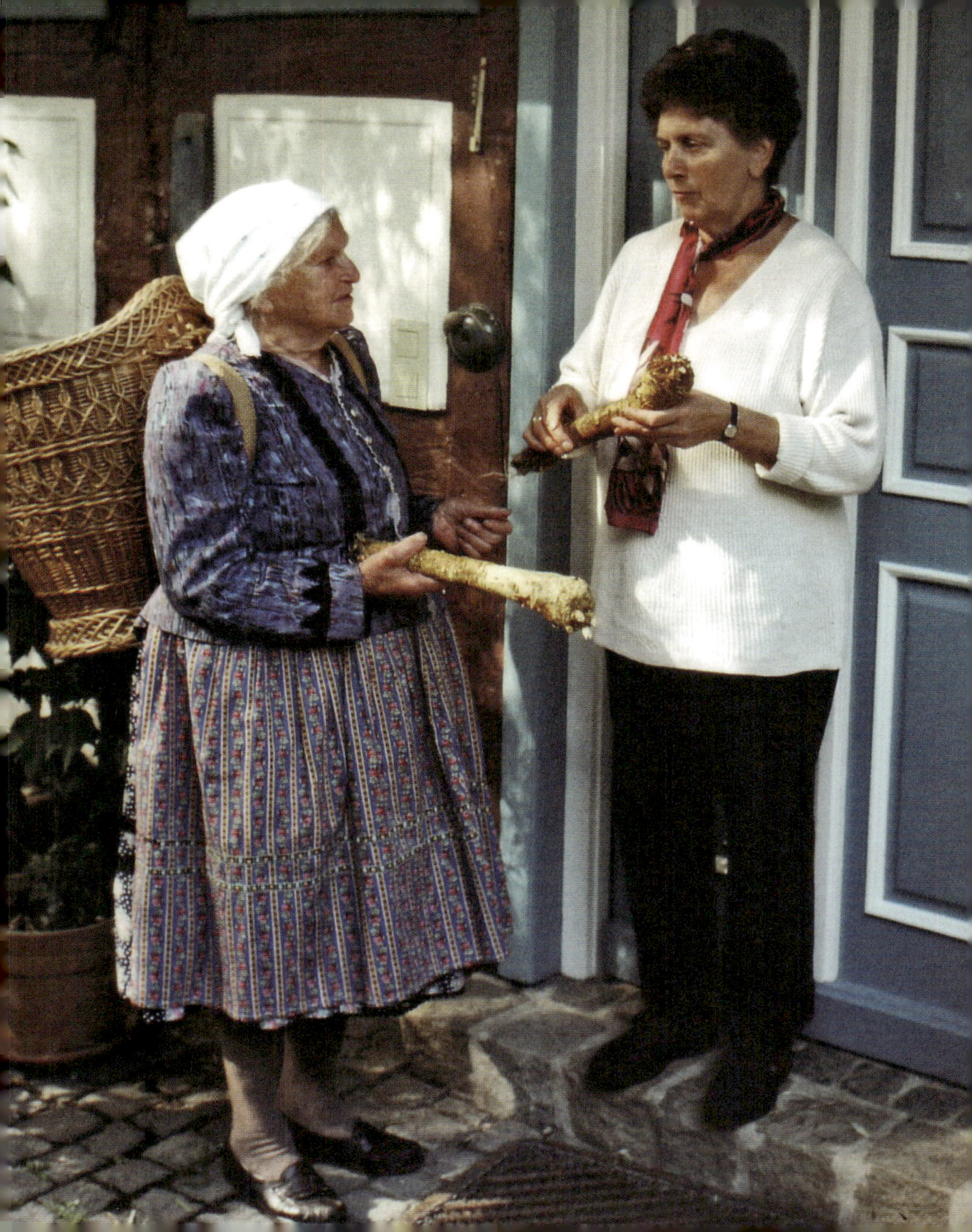

Beispielsweise werden Naturstoffe wie kaltgepresste Pflanzenöle oder alkoholhaltige Substanzen für das Lösen von Extrakten aus wertvollen Wurzelgewächsen, Blättern und Blüten eingesetzt.

Unentbehrliche Bestandteile

Meerrettich *(Armoracia rusticana)*
Im Folgenden möchte ich die Pflanzen und Kräuter nennen, die ich für unentbehrlich für jede Hausapotheke halte. Es sind Pflanzen und Kräuter, die, kombiniert mit Meerrettich, besonders empfehlenswert sind. In den Kapiteln »Heilrezepte« und »Anwendungen von A-Z« gibt es dann noch weitere Erläuterungen zu ihrem Einsatz.
Vom Meerrettich werden hauptsächlich die Wurzeln verwendet. Der scharfe, ölhaltige Saft, der aus den Wurzeln gewonnen werden kann, wirkt keimtötend bei äußerlicher und innerlicher Anwendung und hat eine ganz besonders durchblutungsfördernde Wirkung. Die Blätter, die möglichst jung und zart im Mai geerntet werden, eignen sich besonders für Kräutermischungen. Eine kleine Menge von jungen Blättern und Wurzeln eignen sich zum Kochen, besonders auch zur Zubereitung von Gemüse, sie haben einen aromatischen Geschmack, sind stärkend und verdauungsfördernd und eignen sich als Krankenkost.
Bei Lungenleiden und schwerer Bronchitis werden nur junge Blätter und ausgereifte Wurzelstücke verwendet, die fein gerieben werden. Besonders heilkräftig bei Durchblutungsstörungen. Äußerliche Anwendungen verschiedener Art, z. B. zur Wundbehandlung, innerliche Anwendungsmöglichkeiten als Inhalation, z. B. zur Stärkung und Heilung der

Atemwege, bei Gehirnerschütterungen und Kopfverletzungen. Auch als Nahrungsmittel heilwirkend, roh oder gekocht, auch als Kurmaßnahme. Antibiotische Wirkstoffe dienen der Wundsäuberung, und unterstützen die Heilung verschiedener Krankheiten im Blut-Kreislauf-System. Die reinigenden Eigenschaften können auch im Hals-Nasen-Ohren-Bereich sowie in den Nasennebenhöhlen wie Kiefer- und Stirnhöhlen den Heilungsprozess vorantreiben helfen.
Die zarten Blüten besitzen ebenfalls wertvolle Inhaltsstoffe, welche vorwiegend bei der Reinigung von Wunden und bei Neurodermitis gute Dienste leisten.
Eine enorme Unterstützung des zentralen Nervensystems scheint bei regelmäßiger Aufnahme von Meerrettich über die Nahrung gegeben.
Hier jetzt die Kräuter, die in Kombination mit Meerrettich besonders zu empfehlen sind (s. a. die Kapitel »Heilrezepte« und »Anwendungen von A-Z«):

Angelika *(Archangelica officinalis)*
Angelika, auch Engelwurz genannt, ist eines der größten Kräuter, das 100 bis 210 cm hoch wird. Angelika wächst am Flussufer, auf nassen Wiesen und blüht im Juli grünlich. Man sammelt das blühende Kraut im Sommer, die Wurzeln im Frühjahr und im Herbst.

Verwendung: Die Wurzel als Teesud zubereitet, kräftigt den Magen und das gesamte Nervensystem. Es ist das beste Mittel bei allen Magenleiden und Krämpfen im Darmbereich. Das blühende Kraut eignet sich gut zum Mischen mit anderen Kräutern.

Anserine *(Potentilla anserina)*
Die Anserine, das Gänse-Fingerkraut, wächst im freien Feld an Gräben, Wegen und auf mageren Wiesen. Meist ist das Gänse-Fingerkraut an Stellen am Waldrand anzutreffen. Es hat rötliche, auf dem Boden kriechende Ausläufer. Die grünen Blätter sind auf der unteren Seite silbergrau. Der bis zu 10 cm hohe Stiel trägt eine im Juli und August blühende, fünfblättrige gelbe Blüte. Man sammelt das blühende Kraut. Es ist ein ausgezeichnetes Mittel, um Verkrampfungen und Blähungen im Darmbereich zu lösen. Es hilft gegen Magenverstimmungen und »entkalkt« die Adern.

Verwendung: Ein Teeaufguss, davon täglich 2–3 Tassen als zweiwöchige Trinkkur, entkalkt die Adern. In Milch gekocht ist es ein wirksames Mittel gegen Magenverstimmung.

Arnika *(Arnica montana)*
Man findet die Arnika auf Gebirgswiesen, wo sie 20 bis 50 cm hoch wird. Die auf dem Boden liegenden Blätter sind bis zu 4 cm lang. Die Arnika bekommt im Juni bis Juli 1 bis 3 große dunkelgelbe Blütenköpfe. Man sammelt diese Blüten.

Verwendung: Die Arnikablüte ist ein gut verträgliches Mittel zur Reinigung offener, auch eiternder Wunden. Sie eignet sich äußerlich zur Wundbehandlung und als Beigabe zur Kräuterteemischung. Vom Geschmack her angenehm, stärkt sie das Immunsystem.

Baldrian *(Valeriana officinalis)*
Baldrian hat einen 50 bis 100 cm hohen, fast kahlen Stil und blüht weißrötlich im Juni und Juli. Man sammelt die Wurzeln im Mai und im Herbst und die Blüten bei aufgehender Sonne.

Verwendung: Man kann den Baldrian äußerlich sowie auch innerlich anwenden. Den Teeaufguss bereitet man aus getrockneten, fein geschnittenen Wurzeln mit Beigabe von trockenen, ausgesamten Blütenköpfen.

Bibernelle *(Pimpinella magna)*
Die Bibernelle wächst auf sehr mageren Wiesen und Gräben und wird bis zu 120 cm hoch. Die gelben Blüten, gesammelt von Juni bis August, sind für Teezubereitungen geeignet. Man sammelt die Wurzeln vor und nach der Blütezeit, sie eignen sich für äußerliche Anwendungen.

Verwendung: Die getrockneten Wurzeln werden fein geschnitten und anderen Kräutern beigemischt, sie sind vornehmlich zur äußerlichen Anwendung geeignet. Das blühende Kraut eignet sich zur Mischung mit anderen Kräutern für Tees.

Bärlauch *(Allium ursinum)*
Der Bärlauch wächst auf schattigen Waldwiesen, gerne auch an Bächen, wo er bis zu 20 cm hoch wird und im Mai weiß blüht. Die Blattform ist zum Verwechseln ähnlich der des Maiglöckchens, welches sehr giftig ist! Den Bärlauch erkennt man am Knoblauchgeruch.

Verwendung: Es sollte das frische, junge Kraut verarbeitet werden. Es eignet sich sehr gut für die Verwendung in der Küche, z. B. als Frühjahrskur. Roh sowie gekocht hilft es gegen die sogenannte Frühjahrsmüdigkeit. Es ist auch sehr verdauungsfördernd, die würzigen Stoffe unterstützen die Darmtätigkeit. Die Blätter und Zwiebeln sind verwendbar.

Birke *(Betula alba)*
Die schlanken Birkenbäume wachsen überall in Wäldern, Heiden und Mooren. Wertvoll für die Naturheilkunde sind die jungen, zarten Blätter, die man im Frühjahr sammelt.

Verwendung: Die Birkenblätter sind als vorzügliches Mittel bei Gicht bekannt. Sie sind auch als Entwässerungsmittel sowie zur Kombination mit anderen Kräutern in Teemischungen gut geeignet.

Brennnessel *(Urtica dioica)*
Die Brennnessel ist ein Heilmittel, kein Unkraut, wie manche Menschen glauben. Die gelblich blühende Brennnessel wird für die heilkundliche Verwendung bevorzugt. Die Blütezeit ist von Juni bis August. Die Blätter sammelt man im Mai, die Wurzel und den Samen im Spätsommer.

Verwendung: Die Brennnessel wird zur Blutreinigung eingesetzt und hat sich zur Unterstützung der Harnsäureausscheidung bewährt. Selbst Magengeschwüre werden damit erfolgreich behandelt. Blüten sowie Wurzelstücke – fein geschnitten und getrocknet – eignen sich, als Kräutersud zubereitet, sowohl innerlich als auch äußerlich zur Linderung bei rheumatischen Beschwerden. Die Brennnessel harmoniert mit anderen Kräutern für Teemischungen sehr gut. Die Ernte der Pflanze bis Ende Mai ist besonders zu empfehlen.

Brombeere *(Rubus fruticosus)*
Der Brombeerstrauch gedeiht meist an sonnigen Waldplätzen und wird seit jeher gern genutzt. Seine Beerenfrüchte als Beigabe zu Kräutermischungen mildern das Aroma der herben Bitterstoffe von anderen Heilpflanzen. Von diesem dornigen Strauch werden für die Naturheilkunde die weißen Blüten im Juni und Juli, die Blätter im Frühjahr und im Frühsommer, die ausgereiften Früchte je nach Möglichkeit gesammelt, die Wurzeln im Spätherbst.

Verwendung: Blüten, Blätter und Wurzeln werden sehr geschätzt wegen ihrer ätherischen Öle, Gerbstoffe, Pektin u. a. Sie sind vitaminreich und zur Blutreinigung geeignet. Die Blätter eignen sich ideal als Füllstoff bei Kräuterteemischungen.

Efeu *(Hedera helix)*
Die Blätter dieser endlos kletternden Pflanze können rund ums Jahr gesammelt werden. Die Efeublätter zeigen ihre Wirkung bei Gallenleiden. Sie wirken auch allgemein entkrampfend, ebenso bei Keuchhusten.

Verwendung: Die Blätter haben besondere Kraft, wenn sie frisch geerntet sind. Sie werden in Wein gekocht und der Sud heiß getrunken. Sparsam verwenden! Ausreichend für eine Teezubereitung: pro Person 3 Blätter.

Eiche *(Quercus robur pendunculata)*
Bei der Eiche sollten die jungen Blätter und die Rinde im Frühjahr und die Früchte (Eicheln) im Herbst gesammelt werden.

Verwendung: Die Auszüge aus den drei wertvollen Bestandteilen der Eiche – Blätter, Rinde, Früchte – werden als durchblutungsfördernde Mittel für äußerliche, als Teesud für innerliche Anwendungen empfohlen.

Enzian *(Gentiana lutea)*
Der gelbe Enzian wächst auf Gebirgswiesen und kann in Sonderkultur gezogen werden. Für heilkundliche Zwecke wird nur die Wurzel genutzt, welche bis zu 30 cm lang wird und 2 bis 3 cm Durchmesser hat.

Verwendung: Die Wurzeln werden hauptsächlich im Destillierverfahren veredelt. Der daraus gewonnene hochprozentige Kräutergeist (Schnaps) wird zur Heilung von Magen- und Darmerkrankungen innerlich angewendet, hilft auch bei schlechter Verdauung, Schlaflosigkeit und Kopfschmerzen. Auch ein »Heilwein« kann mit den Wurzeln angesetzt werden. Dieser ist für Magenempfindliche zu empfehlen. Die fein aufgeschnittenen Wurzelstücke eignen sich auch zum Teeaufguss.

Fichte *(Pinus abies oder Abies alba)*
Bei beiden Nadelbaumarten, der grünen oder blauen Fichte, werden die jungen Triebe im Frühjahr und auch die Zapfen im grünen Zustand gesammelt.

Verwendung: Die aus dem Sud von Fichtentrieben und -zapfen gewonnenen Auszüge werden als Badezusatz äußerlich verwendet. Die Dämpfe und der aromatische Geruch stärken das Wohlbefinden. Auch bei Nervosität und Erkrankungen der Atemwege sehr hilfreich. Die Fichtentriebe soll man 30 Minuten lang im Wasserbad kochen und im Anschluss ziehen lassen.

Föhre *(Pinus sylvestris)*
Die Nadeln der Föhre, des Latschenbaums, sind bedeutend länger und stärker als bei Fichte und Tanne. Die Früchte (Zapfen) haben je nach Sorte unterschiedliche Größen. Latschenzweige können den ganzen Sommer über gesammelt werden.

Verwendung: Das Aroma und die Wirkung von Föhrennadeln sind besonders intensiv. Ihre Heilkraft soll auch bei Gliederlähmung wirksam sein. Die Wirkung der Föhrennadeln ist optimal, wenn sie länger als eine Stunde im Wasserbad kochen.

Frauenmantel *(Alchemilla vulgaris)*
Das Frauenmantelkraut wächst auf Wiesen, an Bächen und Gräben. Es wird bis 25 cm hoch und blüht gelbgrün ab Juni. Das Kraut und die Blätter sammelt man während der Blütezeit.

Verwendung: Mit dem Frauenmantelkraut können bei eiternden Wunden enorme Heilwirkungen erzielt werden. Es kann äußerlich angewandt werden und die Heilkraft kann durch zusätzliches Trinken von reichlich

Frauenmanteltee (täglich 2 Liter) unterstützt werden. Diese Pflanze soll besonders geeignet sein, »Frauenleiden« zu heilen. Der Tee aus Blüten und Blättern riecht wohltuend aromatisch.

Hopfen *(Humulus lupulus)*
Die verwertbaren Früchte des Hopfens sind die grünen Dolden, die nach der Blütezeit (Juni) gegen Mitte bis Ende August heranreifen. Auch die frischen Wurzeltriebe im März/April besitzen Heilkräfte.

Verwendung: Allgemein bekannt ist, dass Hopfen zum Bierbrauen verwendet wird (Bitteraromen). Es gibt aber zahlreiche weitere Anwendungsmöglichkeiten: Die reifen Früchte werden getrocknet und fein gerieben zur Teezubereitung verwendet. Das Einatmen des Duftes der getrockneten Früchte wird empfohlen bei Erkrankungen der Atemwege. Hopfen ist als Beruhigungsmittel geeignet. Zur Unterstützung eines Heilschlafes verwendet man ihn in einer Kopfkissenfüllung. Ebenfalls gesundheitsfördernd sind die zarten gekochten Wurzeltriebe. Über die Nahrungsaufnahme können überschüssige Blutfette reduziert werden.

Johanniskraut *(Hypericum perforatum)*
Das gelb blühende Kraut wächst auf steinigen Wiesen, am Wegesrand und Flussufer und wird bis zu 60 cm hoch. Wenn man die gelbe Blütenknospe zerdrückt, lässt sich daraus ein roter Saft gewinnen. Gesammelt wird das blühende Kraut (Blütezeit Juni bis August), um daraus Johanniskrautöl zu produzieren. Die getrockneten Blüten werden für Tees und Kräutermischungen verwendet. Die Wurzeln besitzen ebenfalls Heilkraft.

Verwendung: Das Johanniskraut mit seinen Extrakten wirkt sehr belebend und stärkt die Nerven. Es kann für äußerliche und für innerliche Anwendungen benutzt werden. Ganz besonders empfohlen wird der regelmäßige Teegenuss bei Wechseljahrsbeschwerden.

Kamille *(Matricaria chamomilla)*
Es gibt sehr viele Kamillensorten, die vom Aussehen her ähnlich sind, jedoch nicht dieselbe Wirksamkeit haben wie die »echte«, naturheilkundlich anerkannte Kamille. Die Echtheit der Kamille kann festgestellt werden, indem man mit einem Messer den Blütenkopf der Länge nach in der Mitte durchschneidet. Das Innere des Blütenkopfes muss »hohl sein«, dann ist es die richtige Kamille. Am unverkennbaren Duft lässt sich die echte Kamille ebenfalls identifizieren.

Verwendung: Äußerliche und innerliche Anwendungen bei allen Erkältungskrankheiten, bei Entzündungen, Magen- und Darmerkrankungen sowie zur Stärkung.

Linde *(Tilia platyphyllos)*
Die Botanik unterscheidet zwei Baumarten: die großblättrige Sommerlinde und die kleinblättrige Winterlinde. Letztere nennt man auch Stein-, Berg-, Spät- oder Waldlinde. Man sammelt die Blätter und Blüten.

Verwendung: Die Lindenblüten eignen sich besonders gut für Teezubereitungen bei hohem Blutdruck, Kopfschmerz und Blutarmut.

Löwenzahn *(Taraxacum officinale)*
Man sammelt die Blätter vor der Blütezeit, die erste Blüte und die hohlen Stiele im Mai, die Wurzeln im Frühjahr.

Verwendung: Löwenzahn hat eine reinigende und stärkende Wirkung. Die getrockneten Blüten und Blätter unterstützen in Form eines Teeaufgusses die Blutreinigung. Eine Trinkkur mit Auszügen aus den Wurzeln und Stängeln hat eine entfettende Wirkung im Leber- und Darmbereich.

Melisse *(Melissa officinalis)*
Die Blätter der Zitronenmelisse werden dreimal im Jahr (Juni–August) geerntet.

Verwendung: Die Melisse hat eine sehr starke Wirkung auf das zentrale Nervensystem. Die starken Blätter können roh zu Salaten oder gebrüht als Tee verwendet werden. Auch als Ansatz für einen Branntwein und für einen Heilwein sind die Blätter geeignet.

Pfefferminze *(Mentha piperita)*
Die wohlriechende Pflanze kann in jedem Kräutergarten gezogen werden. Man sammelt die Blätter vor der Blütezeit im Mai und Juni.

Verwendung: Pfefferminzblätter eignen sich frisch oder getrocknet für Teezubereitungen, sie wirken kreislauffördernd, entkrampfend bei Blähungen und unterstützen Magen, Darm und Galle.

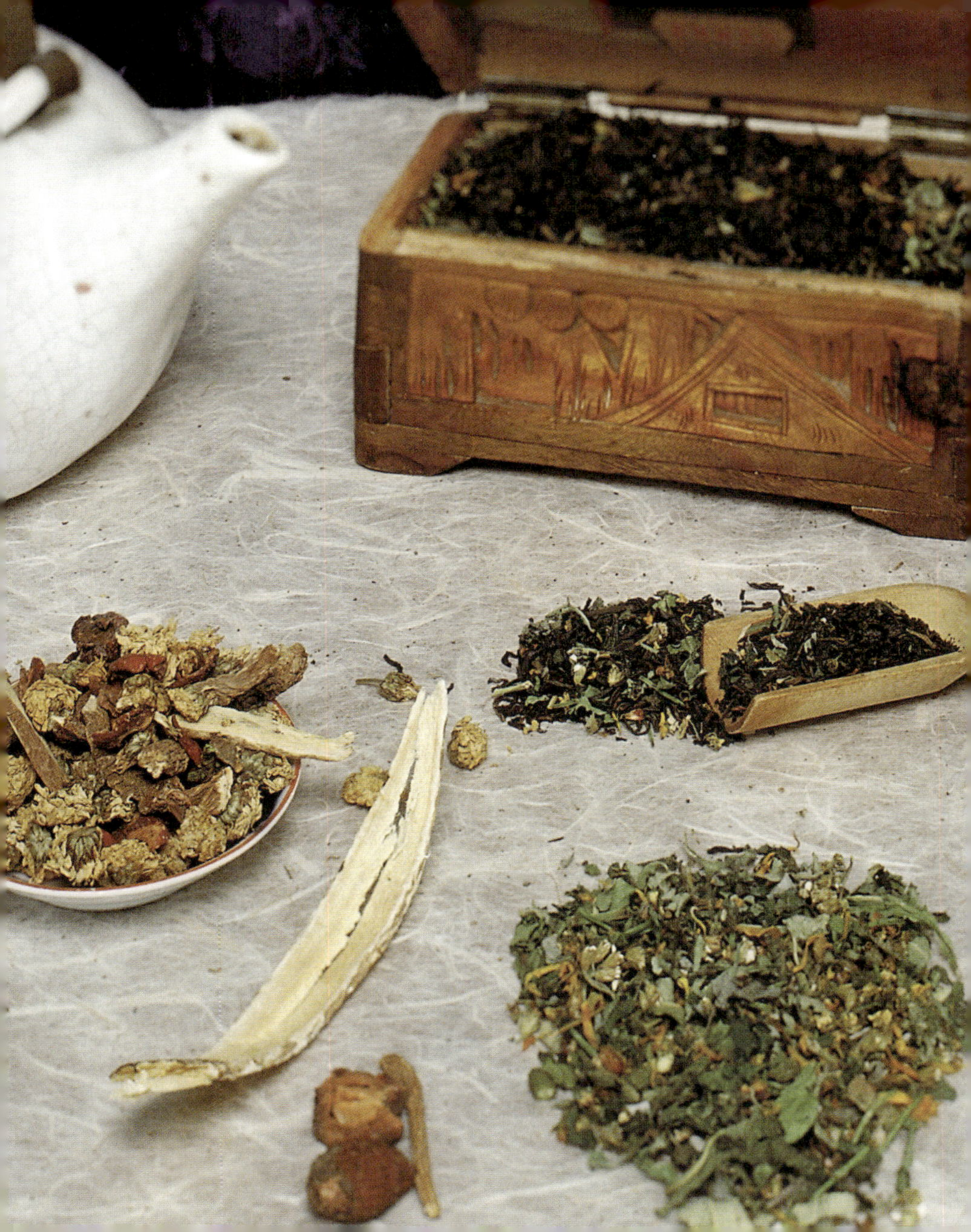

Salbei *(Salvia officinalis)*
Der im Garten gezogene Salbei blüht blau bis violett im Juni und Juli. Die grünen Blätter sollen im Mai vor der Blüte geerntet werden.

Verwendung: Ein Tee aus Salbeiblättern wirkt gegen Entzündungen in Mund und Rachen, ist auch gut bei Atemwegserkrankung und zur äußerlichen Wundbehandlung.

Kräutermischungen mit Meerrettich
Zu empfehlen sind Kräutermischungen mit Meerrettich und Engelwurz, Fingerkraut, Arnika für äußerliche und Baldrian für innerliche Anwendungen, Bibernelle oder Bärlauch je nach Saison, Birke, Brennnessel, Brombeere, Efeu, Eiche, Enzian, Fichte oder Föhre – in verschiedenen Kombinationen für wohlriechende Inhalationen, auch als Zusatz für Bäder –, Frauenmantel, Hopfen, Johanniskraut, Kamille, Linde, Löwenzahn, Melisse, Pfefferminze und Salbei. Das sind auch für uns heute in unserer Umgebung gedeihende Kräuter und Heilsubstanzen, die uns die Natur zur Verfügung stellt. Nutzen wir sie!

Wenn nun auch Sie sich eine entsprechende Hausapotheke anlegen wollen, können Ihnen folgende Tipps und Hinweise nützlich sein.

Ernten, Trocknen und Aufbewahren

Der Erntekalender

Die Ernte von *Efeublättern* ist einfach rund ums Jahr möglich. Für die gewünschte Intensität der Inhaltsstoffe kann ein Mondkalender den geeigneten Zeitpunkt finden helfen.
Die jungen zarten *Meerrettichblätter* können in den Monaten Juni bis Juli, die ausgereiften Meerrettichwurzeln ab Mitte Oktober geerntet werden. Sollte Ihnen der Aufwand zu groß sein, können Sie sich mit dem »geriebenen Tafel-Meerrettich«, welcher im Lebensmittelhandel gebrauchsfertig angeboten wird, einfach behelfen.
Als beste Erntezeit für den *Bärlauch* gilt der April. Hier sollten nur die duftenden Lauchblätter geerntet werden. Ende Mai/Anfang Juni können auch die silbernen kleinen Bärlauchzwiebeln geerntet werden.
Die frischen Wurzeltriebe des *Hopfen* werden im März und April geerntet. Die Ernte der Hopfendolden beginnt Mitte August.

Das Trocknen und Aufbewahren

Es können verschiedene Trocknungsvorgänge ausgewählt werden:
Wenn man Kräuterbüschel wie beispielsweise Gänse-Fingerkraut, Brennnessel, Johanniskraut, Kamille sowie alle anderen Kräuter mit einzelnen Bändern zusammengebunden zum Trocknen aufhängt, sollte ein geeigneter Ort dazu vorhanden sein. Ideale Räumlichkeiten sind ein trockener, luftiger Speicherraum oder ein luftdurchlässiger Schrank. Es sollte eher schattig oder abgedunkelt sein. Die aufgehängten Kräuter sollten keinesfalls direkt von der Sonne beschienen werden.

Man kann auch sämtliche Blätter, Blüten oder Wurzeln auf ein mit Pergamentpapier ausgelegtes Backblech legen und die Kräuterwaren bei einer Wärme von ca. 45 °C auf der mittleren Schiene des Backofens trocknen! Zum Haltbarmachen und um einen Kräutervorrat für ein Jahr anzulegen, sind folgende Punkte zu beachten:

- Die Blätter sollten einzeln gepflückt werden und in Streifen geschnitten sein.
- Die Blüten sollten einzeln abgetrennt, aber nicht zerpflückt werden.
- Die Wurzeln sollten gesäubert und in feine Scheiben geschnitten sein.
- Die Rinden und Nadeln sollten im lauwarmen Wasser gereinigt werden.
- Der Trocknungsvorgang im Backofen erübrigt sich, wenn diese Teile sauber und luftgetrocknet sind. So können diese gut aufbewahrt werden.
- Nach jedem Trocknungsvorgang sollte ein neues, frisches Pergamentpapier auf dem Backblech ausgelegt werden.
- Für die Aufbewahrung der Kräuter sollten entweder Säckchen aus gewebter, reiner Baumwolle oder Leinen verwendet werden oder Gläser mit Schraubverschlüssen – sie sollten in ausreichender Menge und in verschiedenen Größen vorrätig sein.

Nach dem gründlichen Spülen der Kräuter, der Blätter, Rinden, Nadeln und Wurzeln mit Wasser sollten die verschiedenen Kräuter an einem luftigen Platz getrocknet werden. Als Nächstes müssen die verschiedenen Naturstoffe verlesen werden. Blatt für Blatt, Stiel für Stiel muss genauestens geprüft werden. Zur weiteren Verwendung gelangen nur »einwandfreie Kräuter«.

Heilrezepte

In diesem Kapitel geht es um Heilrezepte für innerliche und äußerliche Anwendungen mit Meerrettich. Die Namen der Rezepte geben oft einen Hinweis auf ihre Einsatzmöglichkeiten, meist sind diese aber noch vielfältiger. Auch im Kapitel »Anwendungen von A–Z« sehen Sie bei den einzelnen Beschwerden und Krankheitsbildern die jeweils passenden Heilrezepte mit Meerrettich. Lassen Sie sich jetzt überraschen, wie vielfältig sich Meerrettich im Dienste Ihrer Gesundheit einsetzen lässt.

Zur innerlichen Anwendung

Apfel-Krenbrei bei Infektionen und Verletzungen

Bei Infektionen, Geschwüren und Verletzungen wendet man diesen »Wundbrei« an.

Aus folgenden Zutaten erhält man einen Brei mit sofort einsetzender, stark desinfizierender Wirkung.

Ein Stück Meerrettichwurzel wird frisch gerieben mit der gleichen Menge eines ebenso frisch geriebenen Apfels und 20 ml Klaren (Schnaps) vermengt und schaumig gerührt. Diese sämige Masse kann löffelweise eingenommen werden (s. a. »Apfel-Krenbrei« für die »äußerliche Anwendung«, S. 67).

Beruhigungstee mit Kren

Dieser Meerrettich-Mix mit beruhigenden Kräutern wirkt Gliederschmerzen, Nervosität und Schlafstörungen entgegen.

Zutaten:
2 gehäufte TL getrocknete, gehackte Meerrettichwurzel
1 gehäufter TL getrocknete Meerrettichblätter
(ersatzweise können auch Salbeiblätter verwendet werden)
30 g Melissenblätter
10 g Baldrianwurzel
5 g Hopfendolden

Alles miteinander vermischen und jeweils für den Aufguss 1 EL Kräutermischung mit 1 l kochendem Wasser übergießen. 5 Minuten ziehen lassen. Honig zum Süßen verwenden.
Meerrettich, Melisse und Baldrian sowie auch Hopfen ergänzen sich sehr gut und bringen nach Aufregungen und Stresssituationen eine Beruhigung für Körper und Geist. Auch plötzlich auftretende Schmerzen können damit natürlich gelindert und nervöse Überempfindlichkeiten rasch zum Abklingen gebracht werden.

Blutreinigungstee

Dieser wirksame »Blutreinigungstee«, der innerlich desinfizierend wirkt (äußerliche Anwendung s. »Kräutersud zur Wundheilung«, S. 70), wird aus der folgenden Kräutermischung zubereitet:

Zutaten:
Je 1 TL fein gehackte, getrocknete
Meerrettichwurzel
Meerrettichblätter
Löwenzahnblätter
Melissenblätter
Salbeiblätter
Brennnesselblätter
Pfefferminzblätter
Kamillenblüten

Darmreinigung mit Kren
Gegen vermehrte Harnsäurebildung und Verstopfung hilft ein Meerrettich-Vitaminstoß.

Zutaten:
1 Stück Meerrettichwurzel, 10 cm
1 mittelgroßer saftiger Apfel
Saft von 1 Zitrone

Beide Zutaten werden roh gerieben und mit dem Zitronensaft vermengt. Sie ergeben einen wertvollen Vitaminstoß, der bei löffelweiser Einnahme eine entwässernde Wirkung (harntreibend) hat sowie auch bei Darmträgheit innerhalb kurzer Zeit auf milde Weise Linderung verschafft.

Immunstärkung mit Kren

Vorbeugen und schützen vor Erkältungskrankheiten und Viren kann dieser Meerrettich-Frucht-Mix.

Zutaten:
1 EL frischer Meerrettichsaft
Saft einer mittelgroßen Orange

Den Saft aus der klein gehackten Meerrettichwurzel kann man auch mit der Knoblauchpresse in kleinen Mengen gewinnen. Die Menge von 1 EL Meerrettichsaft ist ausreichend für die Vermengung mit dem Saft einer mittelgroßen Orange.
Mit dieser Fruchtmixtur kann bei schluckweiser Einnahme auch eine Zahnfleischentzündung behandelt werden (zunächst den Mund damit spülen). Aber vor allem ist sie ein zusätzlicher Vitaminstoß mit vorbeugender Wirkung zum Schutz vor Krankheiten durch Stärkung des körpereigenen Immunsystems.

Meerrettich-Bärlauch-Geist bei Nervosität und Schmerzen

Mit diesem Rezept stellen Sie einen altbewährten Heilgeist her, der bei maßvoller Verwendung als Genussmittel zum Einsatz kommen kann, aber vor allem als Heilmittel bei Nervosität und krampfartigen Schmerzen Abhilfe schaffen kann.

Zutaten:
1 Handvoll junge frische Meerrettichblätter, fein geschnitten
1 Handvoll zarte Bärlauchblätter, fein geschnitten
2 g getrocknete, fein geriebene Angelikawurzel
2 TL Koriander
4 Nelken
etwas frisch geriebene Muskatnuss
150 ml Weingeist (90 Vol.%)
100 ml destilliertes Wasser
0,7 l klarer Schnaps oder Obstler

Die Meerrettich- und Bärlauchblätter in ein Ansatzgefäß aus Glas mit passendem Deckel geben. Die klein geschnittene Angelikawurzel und den im Mörser zerdrückten Koriander sowie die Nelken und etwas frisch geriebene Muskatnuss hinzufügen.
Den Weingeist mit destilliertem Wasser vermischen und über den Ansatz gießen. 10 Tage lang abgedeckt an einem nicht zu hellen Ort, jedoch in einem wohltemperierten Raum durchziehen lassen.
Als Nächstes den klaren Schnaps dazugeben und noch weitere 4 Tage einwirken lassen. Anschließend durchfiltern. Nun den so gewonnenen Meerrettich-Bärlauch-Geist mit 1 l Wasser strecken und in vorbereitete Flaschen umfüllen, verschließen und vor der ersten Verkostung ca. 3 Monate lagern.

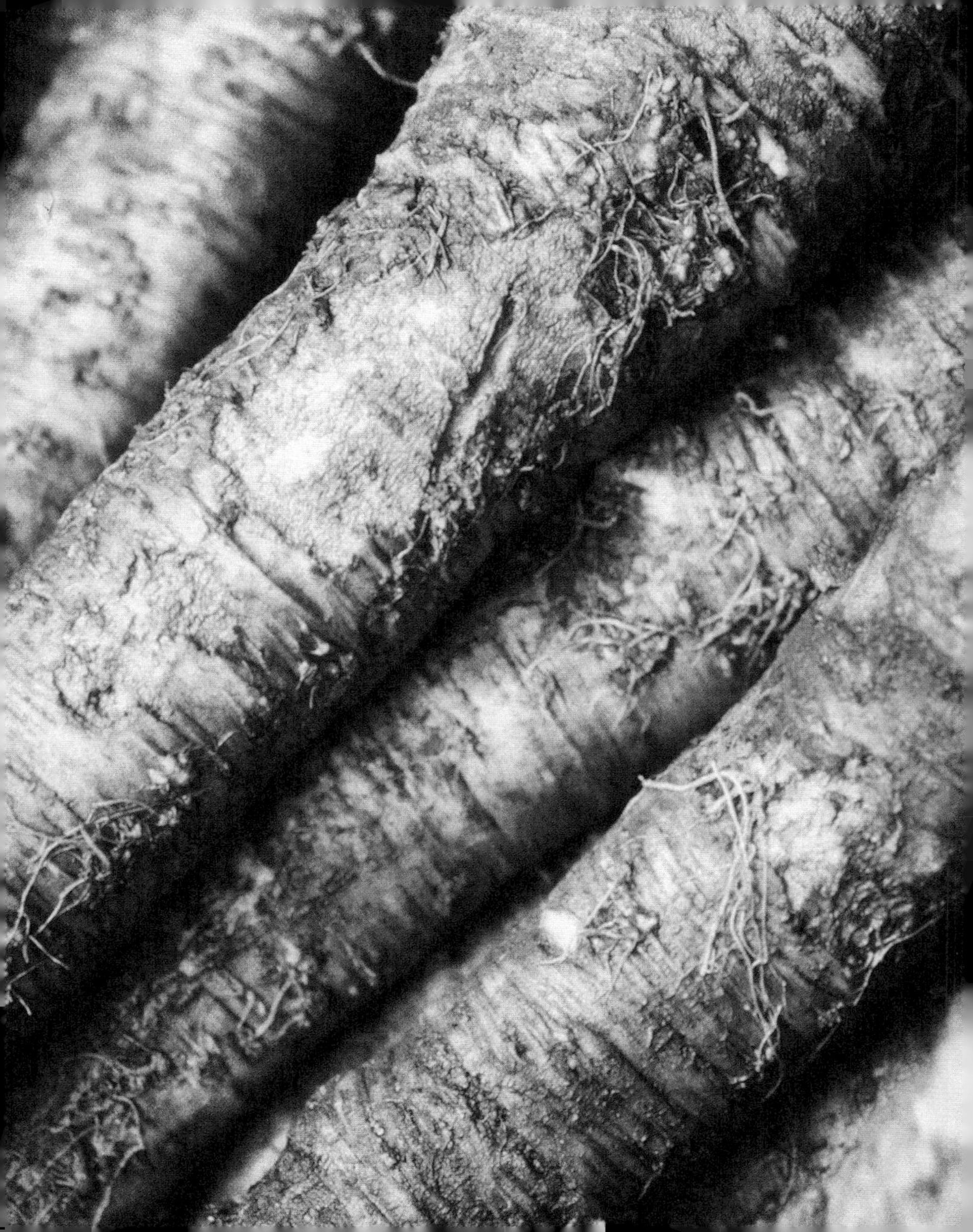

Meerrettich-Brühe bei Blähungen und Bauchkrämpfen

Blähungen, Bauchkrämpfe und Völlegefühl können mit Meerrettich »heißgesotten« auskuriert werden.

Zutaten:

1 Stück Meerrettichwurzel, 10 cm, in Scheiben geschnitten
1 l Gemüsebrühe
1 Knoblauchzehe (nach Geschmack auch mehr)
1 TL Kümmel
Gewürze zum Abschmecken

Die Meerrettichscheiben der erhitzten Gemüsebrühe zufügen, ebenso die zerkleinerte Knoblauchzehe, 15 Minuten bei mittlerer Hitze köcheln lassen. Den Sud abseihen, mit Gewürzen nach Geschmack verfeinern und möglichst heiß trinken. Die wertvollen Auszüge befinden sich nun in der Brühe und helfen Darmprobleme zu lindern und Blähungen schmerzlos auszuleiten.

Meerrettich-Erkältungstee mit Lindenblüten

Dieser Tee wird bei Fieber und Schweißausbrüchen zu Beginn von Erkältungskrankheiten und grippalen Infekten empfohlen. Die Inhaltsstoffe in dieser Kombination haben entschlackende und schmerzlindernde Eigenschaften und tragen auch zur Fiebersenkung positiv bei. Der reichliche Genuss dieses Tees kann auch den Heilungsprozess bei Infekten der Atemwege beschleunigen.

Zutaten:
1 gehäufter TL Meerrettichblätter
2 gehäufte TL getrocknete Lindenblüten

Diese Teemischung mit 1 l kochendem Wasser übergießen und 10 Minuten lang ziehen lassen.

Meerrettich-Essig bei Entzündungen

Blasen- und Nierenbeckenentzündungen können durch die regelmäßige Einnahme dieser Meerrettich-Essig-Mischung innerhalb kurzer Zeit geheilt werden.

Zutaten:
ca. 4 EL Meerrettich, frisch gerieben
1 l Apfelessig
etwas Traubenzucker

Alles miteinander vermischen und täglich 3–4 EL über den Tag verteilt einnehmen.

Meerrettich-Himbeerblätter-Tee für die Galle

Gallenleiden, Magenempfindlichkeit und Darmentzündungen können mit dem Meerrettich-Himbeerblätter-Tee gelindert und geheilt werden, der Gallenfluss wird durch ihn angeregt.

Zutaten:
2 gehäufte TL getrocknete Himbeerblätter
1 gehäufter TL Meerrettichblätter

Diese Teemischung mit 1 l kochendem Wasser übergießen und 10 Minuten lang ziehen lassen. Zum Süßen ist Waldblütenhonig bestens geeignet.

Meerrettich-Hustentee

Dieser Tee hilft bei Entzündungen der Bronchien und Lunge und bei asthmatischen Beschwerden.

Zutaten für 1 große Tasse:
1 TL Salbeiblätter
einige Tropfen Meerrettichsaft
evtl. etwas Zitronensaft

Die Salbeiblätter mit kochendem Wasser übergießen und ziehen lassen. Anschließend ein paar Tropfen gepressten Meerrettichsaft, je nach Geschmack und Belieben, dem Tee hinzufügen. Dazu kann auch noch zusätzlich etwas Zitronensaft gegeben werden. Honig zum Süßen verwenden oder mit Rohrzucker abschmecken, 10 Minuten ziehen lassen.
Als Teeaufguss für die Abendstunden empfohlen; er wirkt gegen Hustenreiz, Entzündungen der Schleimhäute (Mund, Rachen und Bronchien) nicht nur bei einem Katarrh, sogar beim Husten der Tuberkulösen. Dieser Tee hat schleimlösende und befreiende Wirkung.

Meerrettich-Kräuter-Elixier für Verdauung und Appetit

Zur Verdauungsförderung und Appetitanregung ist dieses Kräuter-Elixier geeignet. Die unten stehende Kräuter-Frucht-Mischung wird mit Wein angesetzt, nach Belieben Rot- oder Weißwein (auch mit hochprozentigem Korn möglich):

Zutaten:
1 TL fein geschnittene Meerrettichwurzel
1 EL junge Meerrettichblätter
1 EL Pfefferminzblätter
3 EL getrocknete Brombeeren (Früchte)
1 EL Melissenblätter

Der Ansatz sollte wenigstens 2–3 Wochen ziehen können und sollte gelegentlich umgerührt oder aufgeschüttelt werden.
Ein mäßig temperierter und dunkler Standort ist für die gute Entwicklung des Ansatzes vorteilhaft.
Das Meerrettich-Kräuter-Elixier eignet sich hervorragend zur Unterstützung der Verdauung und ist vor oder nach dem Essen in kleinen Mengen einzunehmen.

Meerrettich-Kräuter-Entschlackungstee

Schlankheits- und Diätkuren sowie auch Darmreinigungen können bestmöglich unterstützt werden durch den Meerrettich-Kräuter-Entschlackungstee.

Zutaten:
1 EL Meerrettichblätter
20 g Löwenzahnkraut
10 g Löwenzahnwurzel
5 kleine geschnittene gedörrte Pflaumen

Die Kräuter und Pflaumen gut miteinander vermischen und jeweils nur 1 EL davon mit 1 l kochendem Wasser übergießen, 5 Minuten ziehen lassen, abseihen. Honig zum Süßen verwenden.

Meerrettich-Kräutertee bei Gicht und Rheuma
Gicht und Rheumaleiden können durch eine wirksame, 3-wöchige Trinkkur mit Meerrettich-Kräutertee gelindert werden.

Zutaten:
2 gehäufte TL gehackte, getrocknete Meerrettichwurzel
1 gehäufter TL getrocknete Meerrettichblätter
30 g Brennnesselblätter
30 g Melissenblätter
15 g Johanniskrautblüten
15 g Kamillenblüten
10 g Pfefferminzblätter
5 g Hopfendolden
evtl. einige junge Birkenblätter

Die Zugabe von ein paar jungen Birkenblättern kann nicht schaden. 3 EL dieser Mischung täglich mit 1 l kochendem Wasser überbrühen und 5 Minuten ziehen lassen. Diese Tagesmenge über einen Zeitraum von 3 Wochen trinken. 10 Tage pausieren und die Kur wiederholen.

Meerrettich-Likör

Dieser Likör ist hilfreich bei fehlendem Appetit, bei physischer oder psychischer Überlastung, bei Brustschmerzen (z. B. nach starken Hustenanfällen), er soll Herzinfarktpatienten helfen und auch der Krebsvorbeugung dienen.

Zutaten:
150 g erntefrische, zarte Meerrettichblätter
1 Handvoll frische Melissenblätter
150 g in feine Scheiben geschnittene Meerrettichwurzel
3 geschälte säuerliche Äpfel
150 g brauner Zucker, gemahlen
1,5 l guter Weinbrand oder Cognac

Die vorbereiteten Kräuterblätter und Meerrettichwurzelscheiben in ein geeignetes Gefäß aus Glas oder Porzellan geben. Die geschälten Äpfel entkernen und in möglichst kleine Spalten geschnitten hinzufügen. Den braunen Zucker darüberstreuen, gut vermischen und in dem abgedeckten Gefäß über Nacht an einem kühlen Ort durchziehen lassen. Erst am nächsten Tag mit dem Weinbrand aufgießen. Anschließend das gut verschlossene Gefäß an einem hellen Ort 2–3 Monate stehen lassen.

Der nach dieser Zeit gereifte Likör wird durch ein mit einem sterilen Tuch ausgelegtes Sieb gefiltert. Zuletzt mithilfe des Tuches die restliche Flüssigkeit ausdrücken. Nun kann der fertige Meerrettich-Likör in geeignete Karaffen gefüllt werden. Er sollte nochmals 4 Wochen lang an einem kühlen dunklen Ort ruhen.

Meerrettich-Melissengeist

Dieser Meerrettich-Melissengeist hilft, innerlich angewendet, gegen manches Wehwehchen.

Zutaten:
200 g frische junge Meerrettichblätter
100 g frische zarte Melissenblätter
1 l Branntwein (60%ig)

Man setzt die fein geschnittenen Heilkräuter mit dem Branntwein an und hält den Ansatz für 2 Wochen verschlossen in einem wohltemperierten Raum. Der nun durchgezogene Ansatz wird filtriert und ist dann bereits genussfertig.
Empfohlene Tagesportion: 20 ml, ein Schnapsgläschen voll!
Dieser Meerrettich-Branntwein hilft bei der Verdauung nach einem reichhaltigen Mahl und kann, mit einem Glas heißen Wasser verdünnt, auch gegen Kopfschmerzen oder Magenbeschwerden getrunken werden; dasselbe Maß kann auch als Einschlafhilfe empfohlen werden.

Meerrettich-Zwiebel-Milch

Entzündungen im Hals-Nasen-Ohren-Bereich und im Rachen können mit diesem altbewährten Hausmittel kuriert werden.

Zutaten:
1 EL frisch geriebener Meerrettich
1 kleine Zwiebel, geviertelt
250 ml Milch
1 Prise Salz

Alle Zutaten vermischen, erwärmen und 10 Minuten bei niedriger Temperatur durchziehen lassen.
Meerrettich und Milch vertragen sich sehr gut und sind in dieser Kombination auch »heiß« ein gutes Mittel zum Gurgeln und Trinken. Es kann eine Entzündung im Hals-Nasen-Ohren-Bereich eindämmen, lindern und letztendlich heilen und ist auch besonders dafür geeignet, eine Rachenentzündung zum Abklingen zu bringen.

Tee zur Durchblutungsförderung

Der Arterienverkalkung (Arteriosklerose) kann entgegengewirkt werden. Ein ganz besonders durchblutungsfördernder Tee wird aus folgenden Kräutern zusammengemischt:

Zutaten:
jeweils 1 TL:
Meerrettichblätter, fein geschnitten

Angelika (Engelwurz)
Anserine (Gänse-Fingerkraut)
Baldrianwurzel
Birkenblätter
Brennnesselblätter
Brombeerblätter

Zu diesem Häufchen »gesundem Kraut« gibt man noch die getrockneten Schalen eines Apfels, fügt 3 l Wasser hinzu und kocht es kurz auf. Anschließend lässt man diesen Sud mindestens 5 Minuten ziehen. Diese Teemenge sollte täglich, mit nur wenig Honig gesüßt, getrunken werden. Dieser Tee hilft beim Entschlacken und regt die Durchblutung mit der Kraft der Kräuter und ihrer wertvollen Inhaltsstoffe an.

Zur äußerlichen Anwendung

Apfel-Krenbrei bei Infektionen und Verletzungen

Bei Infektionen, Geschwüren und Verletzungen wendet man diesen »Wundbrei« an.

Aus folgenden Zutaten erhält man einen Brei mit sofort einsetzender, stark desinfizierender Wirkung:

Ein Stück Meerrettichwurzel wird frisch gerieben mit der gleichen Menge eines ebenso frisch geriebenen Apfels und 20 ml Klaren (Schnaps) vermengt und schaumig gerührt. Diese Masse kann auf Wunden aufgetragen werden (s. a. »Apfel-Krenbrei« für die »innerliche Anwendung«, S. 53).

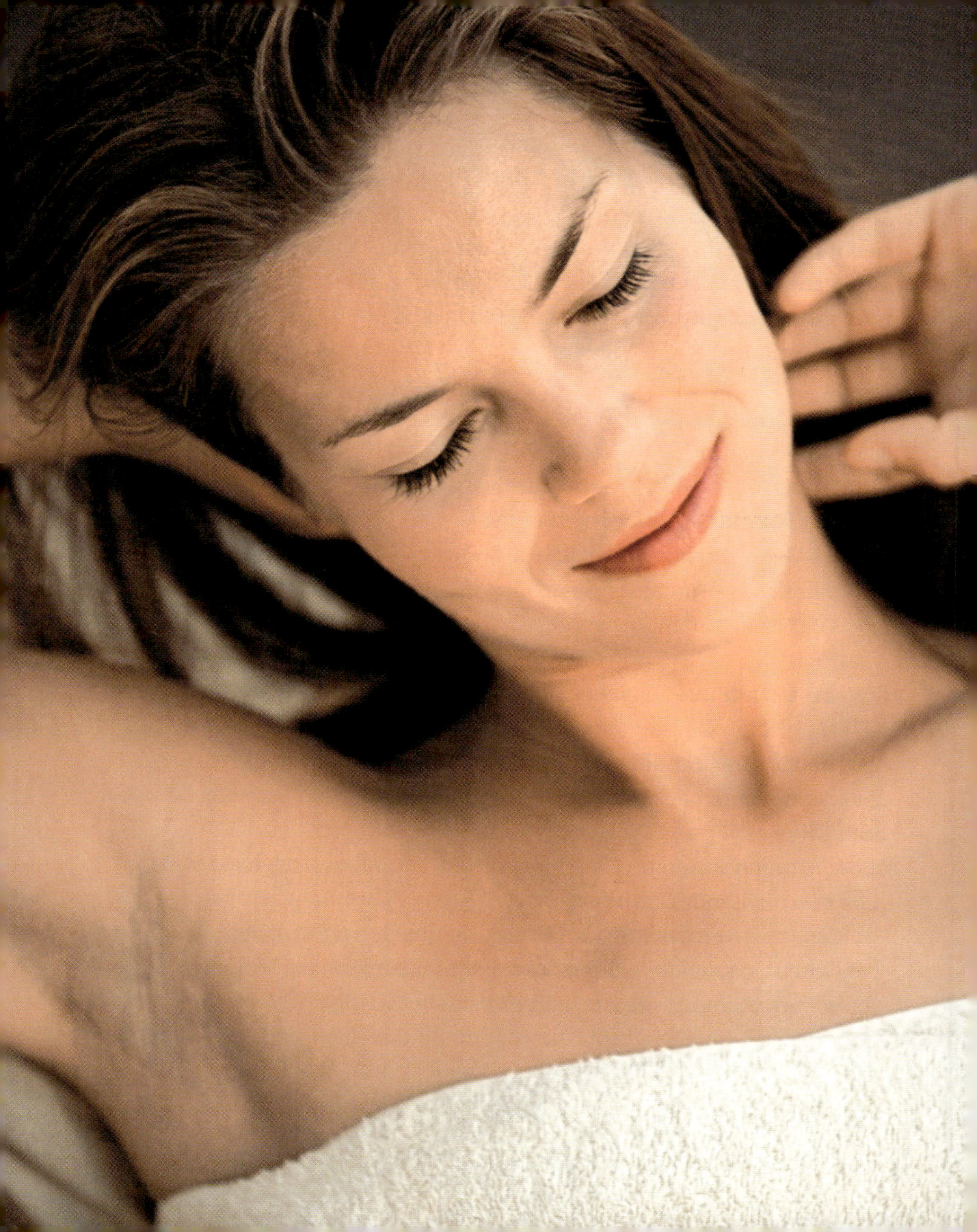

Kräuter-Dampfbad zur Durchblutungsförderung
Die Durchblutung auch eines geschwächten Körpers unterstützen können wenige, intensive Dampfbäder. Das hilfreiche Dampfbad als solches wird ganz einfach nach »altem Vorbild« durchgeführt:
Eine große Schüssel wird auf den Tisch gestellt, in die man von den folgenden Kräutern je 1 TL hineingibt.

Zutaten:
Meerrettichblätter
Lindenblüten
Brennnesselwurzel, fein geschnitten
aus der Meerrettichwurzel gepresster Saft
evtl. Saft von 1 Zitrone

Man gießt diese Mischung mit einigen Litern kochendem Wasser auf und lässt sie gut 5 Minuten ziehen, möglichst abgedeckt, damit die wertvollen ätherischen Dämpfe nicht entweichen können.
Anschließend wird mit einem Tuch über dem Kopf ein Wasserdampfbad genommen und die Dämpfe werden so lange wie angenehm eingeatmet. Eine dabei angewandte Atemgymnastik kann hilfreich sein.
Diese Anwendung sollte täglich höchstens einmal durchgeführt werden. Eine anschließende Bettruhe von wenigstens 15 Minuten, den Kopf in ein Frotteetuch eingewickelt, ist zur Unterstützung der Heilwirkung angeraten. Die Durchblutung des Körpers geschieht, entgegen der Meinung vieler Menschen, nicht immer nur von selbst. Die richtige Atemtechnik trägt einen erheblichen Teil dazu bei. Um den Blutkreislauf anzuregen und in

Nach dem Dampfbad sollte man wenigstens 15 Minuten ruhen.

Schwung zu bringen, kann mit diesem Dampfbad nachgeholfen werden. Es kann auch eine zusätzliche Unterstützung des Kreislaufes erreicht werden, wenn diese »Kräuterlauge« im Anschluss für ein Fußbad verwendet wird.

Kräutersud zur Wundheilung

Er hat blutreinigende Wirkung und wirkt äußerlich desinfizierend (s. innerliche Anwendung »Blutreinigungstee«, S. 54)

Zutaten:

Je 1 TL fein gehackte(r), getrocknete(r)
Meerrettichwurzel
Meerrettichblätter
Löwenzahnblätter
Melissenblätter
Salbei
Brennnesselblätter
Pfefferminzblätter
Kamillenblätter

Wenn eine offene Wunde geheilt werden soll, übergießt man diese Kräuter mit ein paar Litern kochendem Wasser (Menge nach Umfang der Verletzung), lässt es erkalten, bis die Temperatur angenehm geworden ist und die Wunde bzw. die Verletzung darin gebadet werden kann (die Kräuter sollen darin bleiben). Das Kräuterbad zeigt eine enorme Wirkung bei offenen Wunden, Schnittverletzungen und Brandwunden.

Krenbeutel

Als Erste Hilfe bei Ohrenentzündungen und Gehörproblemen verschiedenster Art (z. B. Hörsturz, Drehschwindel) können frisch geschnittene Meerrettichwurzelscheiben in ein durchlässiges Baumwolltaschentuch eingeschlagen und auf das Ohr aufgelegt werden. Die ätherischen Dämpfe lindern Beschwerden und lassen einen Heilungsprozess zu.

Krencreme für die empfindliche Haut

Die Zutaten für diese Creme zur Pflege der besonders empfindlichen Haut können Sie aus der Apotheke oder speziellen Naturkosmetikgeschäften beziehen:

Zutaten:
Für die Fettbasis:
4 g Cetylalkohol
6 g Bienenwachs
12 g Tegomuls
28 g reines Distelöl

Zusatzstoffe:
50 Tropfen Meerrettichblütenöl (oder Kamillenöl)
20 g destilliertes Wasser
10 Tropfen Paraben
5 Msp. Allantoin
20 Tropfen Avocadoöl

Sämtliche Zutaten für die Fettbasis in ein hitzebeständiges Gefäß geben und unter ständigem Rühren auf ca. 60 °C erwärmen, bis sich alle Bestandteile vollständig aufgelöst haben.
In einem zweiten Topf das Wasser mit den Zusatzstoffen auf dieselbe Temperatur erwärmen und diese Masse mit der Fettbasis vermischen. Anschließend unter ständigem Rühren die einzelnen Bestandteile zu einer geschmeidigen Creme verarbeiten. Zuletzt das Avocadoöl hinzufügen.

Krenkette bei Atemwegserkrankungen und Tinnitus

Bei Bronchitis und den verschiedensten Atemwegserkrankungen im Brust-, Hals- und Kopfbereich, auch bei Tinnitus und Morbus Menière kann es hilfreich sein, wenn reichlich frisch geschnittene Scheiben einer Meerrettichwurzel, die auf einen Faden aufgezogen zu einer Halskette verarbeitet wurden, umgehängt werden. Das Einatmen der ätherischen Öle und der verschiedenen heilwirkenden Inhaltsstoffe der Wurzel lindert den Hustenreiz, sorgt für eine intensive Durchblutung und kann eine rasche Heilung bewirken.
Auch der Kontakt über die Haut zur Wurzel mit ihren wertvollen Inhaltsstoffen kann zusätzlich den Heilungsprozess unterstützen.

Meerrettichblüten-Salbe bei Hauterkrankungen

In den Meerrettichblüten sind antiseptische Substanzen vorhanden, die (wie keine anderen Kräuter) besonders bei Hautleiden wie Juckreiz und Schuppenflechte sowie der inzwischen so verbreiteten Neurodermitis lindernd und heilend wirken können.
Die auch bei sehr empfindlicher und trockener Haut besonders gut verträgliche Meerrettichblüten-Salbe wird folgendermaßen zubereitet:

Zutaten:
50 g frisch geerntete, fein gehackte Blütenköpfe der Meerrettichstaude (ersatzweise können auch Kamillenblüten verwendet werden)
50 ml reines Distelöl
10 g Kakaobutter
10 g Bienenwachs

Das Distelöl über die Meerrettichblüten geben, diese Mischung gut verrühren und leicht erwärmen. Durch die Wärme lösen sich die wertvollen Heilsubstanzen aus der Blüte.
Diese Masse 24 Stunden ziehen lassen und anschließend durchfiltern. Dem sämigen Brei die Kakaobutter und das Bienenwachs hinzufügen, wieder bei leichter Erwärmung verrühren und anschließend abkühlen lassen.
Diese Salbe sollte im Kühlschrank aufbewahrt und rasch aufgebraucht werden.

Meerrettich-Branntwein

Durchblutungsstörungen führen z. B. auch zu Krampfadern und Venenentzündungen.
Mit dem Meerrettich-Branntwein zur äußerlichen Anwendung kann eine bessere Durchblutung gefördert werden.

Zutaten:
1 EL frisch gepresster Meerrettichsaft
100 ml Isopropanolalkohol (aus der Apotheke)
1 l Sud aus Föhrennadeln

Den frisch gepressten Meerrettichsaft mit dem Alkohol verrühren und anschließend den kalten Sud aus Föhrennadeln unterrühren. Das ergibt eine kühlende, durchblutungsfördernde Flüssigkeit zum Einreiben (nur äußerliche Anwendung!), die auch nach Sportverletzungen und bei Muskelentzündungen geeignet ist.

Meerrettich-Fluid bei Hautunreinheiten

Diese Körperpflege auf reiner biologischer Basis hilft bei Hautunreinheiten.

Zutaten:
1 EL fein geriebener frischer Meerrettich
20 ml Apfelessig
Saft von 1 Zitrone

Diese Zutaten ergeben beim Verquirlen mit einem kleinen Schneebesen eine sämige Flüssigkeit, welche auf Hautpartien mit Unreinheiten aufgetragen werden kann. Dieses Fluid hat aufgrund seiner starken biologischen Wirkstoffe auch die Kraft, Sommersprossen zu bleichen und bei ausdauernder Behandlung auch Warzen zu heilen.

Meerrettich-Kräuterkissen

Das Meerrettich-Kräuterkissen kann Bronchial- u. Rheumaleiden und Nervenentzündungen heilen. Außerdem verhilft es zu einem erholsamen Schlaf. Für die Füllung dieses Kissens (Maße: 40 x 40 cm, Bezug sollte aus reiner Baumwolle oder Leinen sein) verwendet man grundsätzlich nur getrocknete Kräuter.

Anleitung zur Füllung des Kissens:
Eine Handvoll in Scheiben geschnittene, getrocknete Meerrettichwurzel wird mit folgenden Heilkräutern vermischt:

25 g Bibernelle
25 g Frauenmantel
30 g Löwenzahnblüten
50 g Kamille
50 g Pfefferminze
Heublumen zum Auffüllen
25 g Brennnessel
30 g Hopfen
50 g Johanniskraut
50 g Melisse
10 Efeublätter (oder mehr)

Die (mindestens) 10 Efeublätter mittlerer Größe werden mittig entzweigeschnitten. Die Efeublätter müssen übrigens frisch gesammelt und nicht getrocknet sein. Der zarte Blättersaft wird sich mit den Kräutersubstanzen verbinden, sodass sie ihre Heilkräfte besonders entfalten können. Diese Mischung bettet man möglichst in getrocknete Heublumen, bevor die Kissenhülle darübergezogen wird. Die Füllung dieses Heilkissens kann für längstens 6–8 Wochen als zusätzliche Unterstützung bei Lungenleiden und Erkrankungen der Atemwege dienen sowie wegen seiner durchblutungsfördernden Wirkung für einen erholsamen Schlaf sorgen. Auch bei Zahnleiden und rheumatischen Beschwerden ist dieses Kissen sehr zu empfehlen.

Meerrettich-Kräuterwickel für Körper und Seele

Dauerstress, körperliche und psychische Überlastungen, Ernährungsfehler und andere Faktoren können zu Durchblutungsstörungen führen. Dagegen hilft schnell ein »wohltuender Meerrettich-Kräuterwickel für Körper und Seele«!
Man breite ein großes, weißes Leintuch (Bettlaken) aus und streue folgende Kräutermischung reichlich darüber:

30 g Brennnessel
30 g Melisse
30 g Birkenblätter, fein geschnitten
50 g Föhrennadeln, fein gerieben
50 g Johanniskraut
100 g Meerrettichwurzel, frisch gerieben

Die Körperstellen, die beim Einwickeln mit den Kräutern in Berührung kommen, bestreicht man entweder mit Quark oder reibt sie mit reinem Distelöl ausreichend ein.
Man befeuchtet dann das mit Kräutern bestreute Leintuch mit Warmwasser, anschließend wickelt man sich am Boden liegend darin ein, sodass nur noch die Arme herausschauen. Die beste Wirkung hat diese Kur, wenn man den Kräuterwickel während eines 15- bis 20-minütigen Saunagangs richtig einwirken lässt.
Anschließend die Kräuter abduschen und 30 Minuten liegend ruhen. Diese Kräuterkur zeigt eine extrem belebende Wirkung. Äußerlich und innerlich werden Durchblutung und Arbeitsprozesse im Gewebe aktiviert. Diese Maßnahme hat auch eine hautreinigende und zellerneuernde Funktion.

Meerrettich-Quark-Brei bei Kopfschmerzen und Schwindel

Kopfschmerzen und Migräne, Schwindelanfälle (Morbus Menière) sowie Tinnitus lindert dieser Meerrettich-Quark-Brei als äußerliche Anwendung.

Zutaten:
1 EL frisch geriebener Meerrettich
2 EL Quark oder Joghurt

Beides miteinander vermischen und als Auflage (Kompresse) verwenden. Durch Auftragen auf ein Baumwolltuch eine Kompresse bereiten und auf der Stirn oder über eine Rolle im Nackenbereich für 5–10 Minuten einwirken lassen.

Meerrettich-Quark-Brei bei Rheuma und Entzündungen

Gelenkrheumatismus und Entzündungen (Arthritis) kann in einer äußerlichen Anwendung durch Quarkkompressen (Auflagen) mit Meerrettichbrei entgegengewirkt werden.

Frisch geriebene Meerrettichwurzel (Menge ca. 3 gehäufte EL) und 250 g Quark zu einem Brei vermengen.

Damit kann man einzelne Stellen gezielt behandeln und eine »durchblutungsfördernde Wirkung« erreichen.
Der Brei sollte leicht angewärmt auf die betroffenen Körperteile aufgetragen werden. Die Auflage nach höchstens 15–20 Minuten Einwirkzeit abwaschen. Im Anschluss daran sollte eine Ruhephase eingehalten werden, damit eine möglichst intensive Wirkung erzielt werden kann.
Es können damit Muskelverspannungen, Sehnenentzündungen, Blutergüsse, Verstauchungen behandelt sowie verkalkte Arterien neu aktiviert werden. Auch bei rheumatischen Beschwerden und Gicht kann mit einer konstant durchgeführten regelmäßigen Behandlung eine enorme Linderung erreicht werden.

Meerrettich-Wundbrei

Insektenstiche (Bienenstiche) und Hautverletzungen, auch Abschürfungen, Muskelzerrungen und Verstauchungen kann man sehr gut mit diesem Wundbrei behandeln.

Zutaten:

1 Stück Meerrettichwurzel, 10 cm
1 mittelgroße Kartoffel

Beide Zutaten werden roh gerieben und vermengt, sie ergeben eine sämige Masse, die als Auflage auf frische, offene Wunden besondere desinfizierende Eigenschaften hat. Bei Bienen-/Wespenstichen den Stachel entfernen und den Wundbrei auftragen lindert in Minutenschnelle den Schmerz und fördert das Abklingen der Schwellung. Dieser Wundbrei eignet sich auch sehr gut als Umschlag bei Muskelzerrungen und Verstauchungen.

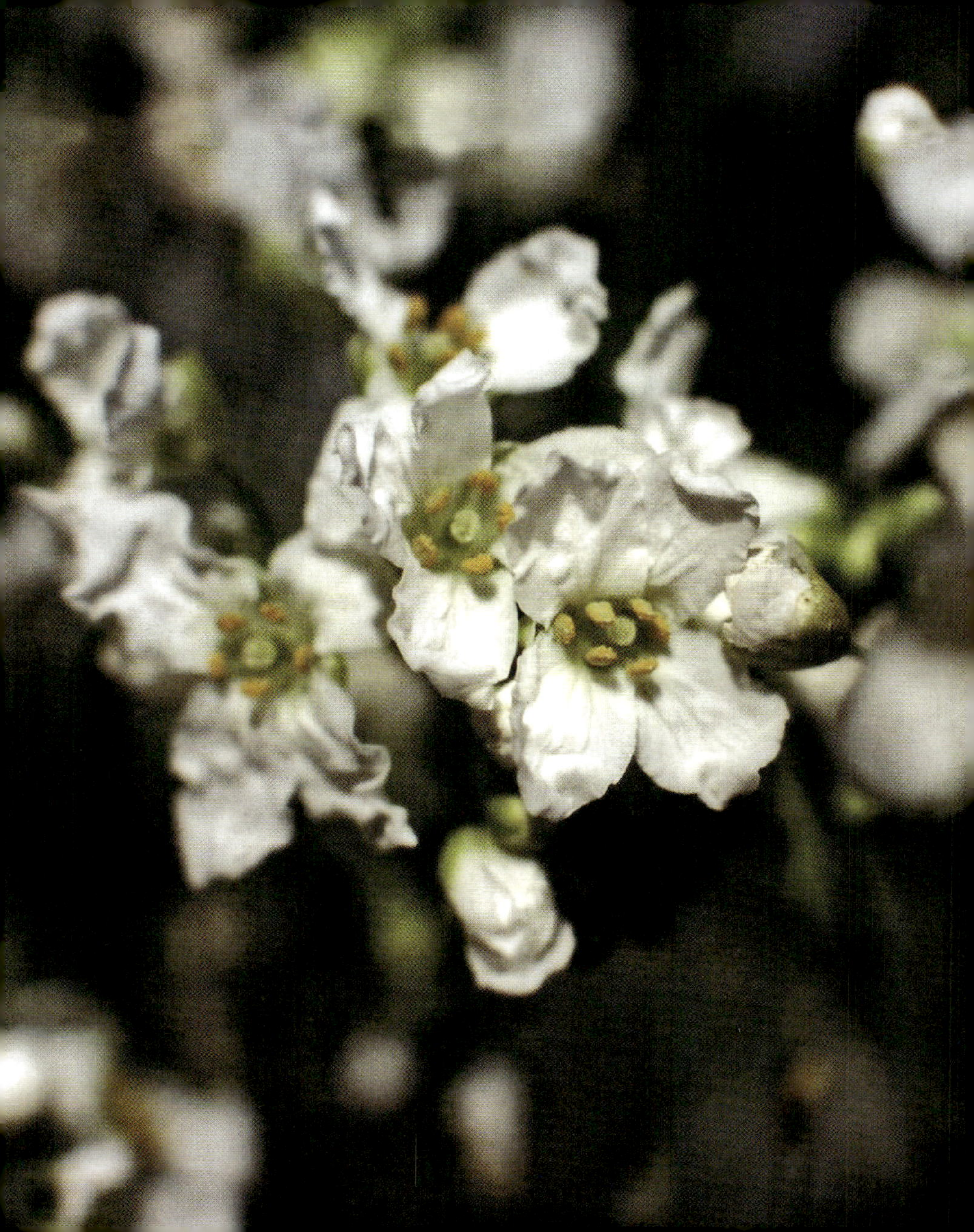

Anwendungen von A–Z

Die Kräfte des Meerrettichs können Krankheiten und gesundheitliche Beschwerden positiv beeinflussen, manchmal sogar heilen bzw. zum Abklingen bringen, und den Heilungsprozess anstoßen und unterstützen.

Abnehmen

Das regelmäßige Essen von Meerrettich unterstützt auf gesunde Weise jede Schlankheitskur. Meerrettich hilft, die über die Nahrung aufgenommenen Lebensmittel besser und schneller zu verdauen, und unterstützt die Verdauungsorgane.
Zum Abnehmen sollten daher häufige Mahlzeiten mit Meerrettich und die Zubereitung des Meerrettich-Milch-Drinks (siehe Rezepte) mit eingeplant werden.

Hilfreiche Anwendung: • Meerrettich-Kräuter-Entschlackungstee (S. 62)

Akne

Bei dieser meist in der Pubertät, aber auch im Erwachsenenalter auftretenden Hautkrankheit kommt es an den talgdrüsenreichen Hautbezirken – im Gesicht, auf Nacken, Brust und Rücken – zur Verstopfung der Follikel. Grundsätzlich sollten sich Patienten mit diesen Hautproblemen in fachärztliche Behandlung begeben. Akne ist die Folgeerscheinung einer Stoffwechselstörung, die heilbar ist. Diese Heilung kann durch das regelmäßige Essen von möglichst frischem Meerrettich unterstützt werden. Empfehlenswert sind auch feuchte Umschläge auf den betroffenen Hautpartien, bestehend aus einer Kompresse mit frischem Sauerkraut, Quark und Meerrettich. Einwirkungszeit: 5–10 Minuten.

Hilfreiche Anwendungen: • Meerrettich-Fluid (S. 74), • Meerrettich-Kräuter-Entschlackungstee (S. 62)

Allergien

Allergien bringen für die Betroffenen meist unangenehme Begleiterscheinungen mit sich. Eine Verbesserung der Symptome ist durch eine Stärkung des körpereigenen Immunsystems zu erwarten.
Durch den regelmäßigen Verzehr von Meerrettich kann das Gleichgewicht des Immunsystems effektiv gestärkt werden.

Hilfreiche Anwendung: • Immunstärkung mit Kren (S. 56)

Appetitförderung

Bei regelmäßiger Aufnahme von Meerrettich über die Nahrung stellt sich meist von allein ein guter Appetit ein. Mit Meerrettich kann auch bereits mit kleinen Mengen eine Appetitsteigerung herbeigeführt werden.
Achtung: Meerrettich sollte nicht in übertriebenem Maße verzehrt werden. Die Nahrungsaufnahme sollte sich nach dem eigenen Verlangen richten. Schließlich ist es wichtig, dass man sich mit Freude und Appetit ernährt und stärkt.

Hilfreiche Anwendungen: • Meerrettich-Kräuter-Elixier (S. 62), • Meerrettich-Himbeerblätter-Tee (S. 60), • Meerrettich-Likör (S. 64)

Arteriosklerose

Mit zunehmendem Alter kann es zur Arterienverkalkung kommen. In den Venen kommt es, meist bedingt durch Ernährungsfehler, zu Ablagerungen von Blutfetten, auch Kalk und Metallen. Diese Störfaktoren behindern den Blutfluss.
Meerrettich wirkt über die Nahrungsaufnahme diesen nicht ungefährlichen, unter Umständen sogar lebensbedrohlichen Ablagerungen in angenehmer und schonender Weise entgegen. Die reinigenden Eigenschaften von Meerrettich können sogar dazu beitragen, dass Ablagerungen in kleinen Teilen beseitigt werden.

Hilfreiche Anwendungen: • Tee zur Durchblutungsförderung (S. 66), • Meerrettich-Kräuterwickel (S. 76), • Meerrettich-Quark-Brei (S. 78)

Arthritis

Dies ist ein weiter Begriff. Mit ihm kann eine Gelenkentzündung bis hin zu rheumatischen Beschwerden in den Weichteilen der Gelenke bezeichnet werden.
Meerrettich wirkt entzündungshemmend und regenerierend. Empfohlen werden Umschläge und Auflagen als äußerliche Anwendungen auf den betroffenen Stellen und gelegentliches Essen von Meerrettich zur Unterstützung der Blutreinigung.

Hilfreiche Anwendungen: • Blutreinigungstee (S. 54), • Meerrettich-Kräuter-Entschlackungstee (S.62), • Meerrettich-Quark-Brei bei Rheuma und Entzündungen (S. 78)

Asthmatische Beschwerden

Asthma zieht die Atmung und die Bronchien grundsätzlich in Mitleidenschaft, es gibt aber verschiedene Formen von Asthma.
Die anfallsweise auftretende Atemnot muss behandelt werden, hier sollte in erster Linie ein Facharzt konsultiert werden. Mit Meerrettich kann die Heilung der Atmungsorgane aber in jedem Fall unterstützt werden.
Es helfen Inhalation (siehe Kräuter-Dampfbad). Auch Meerrettich-Quark-Brei-Auflagen im Brust- und Halswirbelbereich sind anzuraten. Empfehlenswert ist natürlich auch das Essen von Meerrettich.

Hilfreiche Anwendungen: • Meerrettich-Kräuterkissen (S. 75), • Meerrettich-Hustentee (S. 61), • Beruhigungstee mit Kren (S. 54), • Meerrettich-Quark-Brei (S. 78), • Kräuter-Dampfbad, zur Inhalation (S. 69)

Atemwegserkrankungen

Der Hals-, Nasen- und Ohrenbereich sowie die Stirnhöhle und die Nebenhöhlen sind ganz besonders empfindlich.
Mit Meerrettich kann das Immunsystem gestärkt, die empfindlichen Körperbereiche dadurch geschützt werden.
Meerrettich wirkt über das zentrale Nervensystem auch in die feinsten Hörzellen hinein. Es wirkt beruhigend auf die Nerven. Empfohlen wird das regelmäßige Essen von Meerrettich, die betroffenen Stellen sollten mit Meerrettich-Quark-Brei-Auflagen versorgt werden. Auch die vorbeugende Anwendung, zu Beginn der kalten Jahreszeit, ist sinnvoll.
Hilfreiche Anwendungen: • Meerrettich-Kräuterkissen (S. 75), • Krenkette (S. 72), • Meerrettich-Hustentee (S. 61), • Meerrettich-Quark-Brei (S. 78)

Blähungen

Ein deutliches Zeichen von Verdauungsstörungen sind Blähungen. Vermehrte Gasansammlungen im Darmtrakt können verschiedene Ursachen haben, lassen sich aber häufig positiv durch Meerrettich-Anwendungen beeinflussen. Die Meerrettich-Brühe wirkt entkrampfend.
Der geplagte Patient sollte reichlich Flüssigkeit, Wärme, Ruhe und Entspannung bekommen. Das Ausruhen in der Liegeposition ist besonders zu empfehlen.

Hilfreiche Anwendungen: • Meerrettich-Brühe (S. 59), • Meerrettich-Melissengeist (S. 65), • Meerrettich-Hustentee (S. 61)

Blasenentzündung

Mit Meerrettich kann der Heilungsprozess unterstützt werden. Wer zu Blasenentzündungen neigt, sollte vorbeugend regelmäßig Meerrettich essen.
Meerrettich wirkt antibakteriell und entzündungshemmend. Ein Fußbad mit Meerrettichflocken oder gar ein Sitzbad damit ist genauso wertvoll wie der Meerrettich-Erkältungstee. Mit dem reichlichen Trinken von heißem Tee kann eine Nieren- und Blasen-Durchspülung erreicht werden, die manchmal sogar eine Blasenentzündung im Keim ersticken kann.

Hilfreiche Anwendungen: • Meerrettich-Essig (S. 60), • Kräuter-Dampfbad, als Fußbad/Sitzbad (S. 69), • Apfel-Krenbrei, innerlich anwenden (S. 53), • Meerrettich-Erkältungstee mit Lindenblüten (S. 59)

Blutdruck- und Kreislaufbeschwerden

Patienten, die unter Bluthochdruck beziehungsweise unter niedrigem Blutdruck leiden, zeigen unterschiedliche Symptome.
Amerikanische Forscher wollen jedoch herausgefunden haben, dass Meerrettich aufgrund seiner spezifischen Inhaltsstoffe eine ausgleichende Wirkung bei unterschiedlichen Herz- und Kreislaufbeschwerden und auf hohen bzw. niedrigen Blutdruck hat. Meerrettich hat entsprechend seiner Inhaltsstoffe ein breites Spektrum an Heilstoffen. Die regelmäßige Nahrungsaufnahme wirkt ausgleichend auf den Blutdruck.

Hilfreiche Anwendungen: • Tee zur Durchblutungsförderung (S. 66), • Kräuter-Dampfbad, für Inhalation und Fußbad (S. 69), • Beruhigungstee mit Kren, bei Bluthochdruck (S. 54), • Meerrettich-Zwiebel-Milch, bei niedrigem Blutdruck (S. 66), • Meerrettich-Kräuterwickel (S. 76)

Bluterkrankungen

Die blutreinigenden Stoffe des Meerrettichs können eine enorme Wirkung zeigen. Ich rate, Meerrettich regelmäßig im Essen zu verwenden und Trinkkuren mit Tees durchzuführen, die die Durchblutung fördern.

Hilfreiche Anwendungen: • Meerrettich-Kräuter-Elixier (S. 62), • Tee zur Durchblutungsförderung (S. 66), • Meerrettich-Kräuter-Entschlackungstee (S.62), • Darmreinigung mit Kren (S. 55), • Immunstärkung mit Kren (S. 56), • Meerrettich-Bärlauch-Geist (S. 56)

Bronchitis

Die Entzündung der Bronchialschleimhaut kann verschiedene Ursachen haben, aber in jedem Fall ist rasche Hilfe notwendig, um eine chronische Entwicklung möglichst zu verhindern.
Meerrettich besitzt antiseptisch wirkende Heilstoffe, die genutzt werden sollten.

Hilfreiche Anwendungen: • Meerrettich-Hustentee (S. 61), • Immunstärkung mit Kren (S. 56), • Apfel-Krenbrei (S. 53), • Krenkette (S. 72), • Kräuter-Dampfbad (S. 69)

Brustschmerzen

Gerade bei starken Hustenanfällen entwickelt sich manchmal auch eine Schmerzempfindlichkeit im Brustbereich.
Hilfreich hierfür ist das Einatmen von krampflösenden Wirkstoffen des Meerrettichs. Auch eine Quarkkompresse mit frisch geriebenem Meerrettich sowie ein Meerrettich-Kräuterwickel können auf einfache Weise rasche Linderung herbeiführen helfen.

Hilfreiche Anwendungen: • Meerrettich-Hustentee (S. 61), • Meerrettich-Likör (S. 64), • Meerrettich-Quark-Brei (S. 78), • Kräuter-Dampfbad, zur Inhalation (S. 69)

Darmerkrankungen

Die unterschiedlichsten Dinge – an erster Stelle die Ernährung, aber auch Stress und Giftstoffe – können den Darm in Mitleidenschaft ziehen.

Mit Meerrettich kann Darmentzündungen vorgebeugt werden! Eine vorsorgliche Unterstützung bietet Meerrettich-Melissengeist nach schwer verdaulicher Kost oder eine Trinkkur mit Meerrettich-Tees.

Hilfreiche Anwendungen: • Meerrettich-Kräuter-Entschlackungstee (S.62), • Meerrettich-Himbeerblätter-Tee (S. 60), • Meerrettich-Kräuter-Elixier (S. 62)

Darmreinigung

Um die Funktionen des Darms zu unterstützen, ist eine gelegentliche Darmreinigung empfehlenswert. Aufgrund seiner verträglichen Inhaltsstoffe ist eine Darmreinigung mit Meerrettich auf einfache Weise möglich.

Hilfreiche Anwendungen: • Darmreinigung mit Kren (S. 55), • Blutreinigungstee (S. 54), • Tee zur Durchblutungsförderung (S. 66), • Apfel-Krenbrei, innerlich (S. 53)

Diabetes

Die sogenannte Zuckerkrankheit bezeichnet verschiedene Formen von Glukose-Stoffwechselstörungen mit unterschiedlichen Symptomen. Wie bei vielen anderen Krankheiten auch ist eine Verbesserung sehr stark von der Ernährung abhängig.
Meerrettich in der Ernährung hilft generell »schädliche« Stoffe zu verarbeiten. Mit dem Meerrettich-Kräuter-Entschlackungstee kann regelrecht eine Trinkkur durchgeführt werden.

Hilfreiche Anwendungen: • Darmreinigung mit Kren (S. 55), • Meerrettich-Brühe (S. 59), • Blutreinigungstee (S.54)

Drehschwindel, s.a. Morbus Menière

Ein gar nicht so geringer Anteil der Bevölkerung leidet unter den sogenannten Drehschwindel-Symptomen, welche nicht kreislaufbedingt auftreten, sondern sich durch eine plötzliche Durchblutungsstörung einstellen. Hierbei sind es meist Blockaden im oberen Halswirbelbereich, die den Blutfluss durch den Kopfbereich verlangsamen. Meerrettich-Anwendungen helfen, diese Blockaden zu lösen.
Empfehlenswert ist eine Kombination von Inhalation, Nahrungsaufnahme und äußerlichen Anwendungen.

Hilfreiche Anwendungen: • Krenkette (S. 72), • Meerrettich-Kräuterkissen (S. 75), • Meerrettich-Kräuterwickel (S. 76), • Kräuter-Dampfbad (S. 69), • Krenbeutel (S. 71), • Meerrettich-Zwiebel-Milch (S. 66), • Meerrettich-Melissengeist (S. 65)

Durchblutungsförderung

Viele, besonders ältere Menschen kennen Symptome wie »Herzrasen« und »Vorhofflimmern«. Auch bei diesen Beschwerden, die bei den Betroffenen »Angstzustände« auslösen, ist die durchblutungsfördernde Wirkung des Meerrettichs, die auf natürliche Weise über die Nahrungsaufnahme stattfinden kann, enorm hilfreich.
Meerrettich mit seinen wertvollen Inhaltsstoffen ist das »Penicillin aus dem Garten«. Ein Meerrettich-Hustentee oder Meerrettich in Kombina-

tion mit anderen beruhigenden Kräutermischungen kann hier unterstützend wirken. Doch in jedem Fall sollten Patienten mit diesen Symptomen fachärztliche Hilfe in Anspruch nehmen.

Hilfreiche Anwendungen: • Meerrettich-Brühe (S. 59), • Kräuter-Dampfbad (S. 69), • Meerrettich-Kräuterwickel (S. 76), • Blutreinigungstee (S. 54), • Meerrettich-Kräuter-Entschlackungstee (S.62)

Entgiftung

Alle Verdauungsorgane können eine Regenerierung von Zeit zu Zeit sehr gut gebrauchen. Meerrettich besitzt enorme Heilsubstanzen, die auf natürliche Weise die Reinigungsmechanismen unterstützen.
Allgemein empfohlen werden kann das Essen von rohem und gekochtem Meerrettich sowie die unterschiedlichsten Teezubereitungen.

Hilfreiche Anwendungen: • Meerrettich-Kräuterwickel (S. 76), • Immunstärkung mit Kren (S. 56), • Apfel-Krenbrei, innerlich (S. 53), • Blutreinigungstee (S. 54)

Entschlackung

Um schwer verwertbare Substanzen aus unserem Körper abbauen zu können, kann eine Entschlackungskur hilfreich sein.
Mit Meerrettich kann ein gesunder und umfassender Reinigungsprozess durchgeführt werden. Generell empfohlen werden kann das Essen von rohem und gehacktem Meerrettich, das Inhalieren und eine heilunterstützende Trinkkur.

Hilfreiche Anwendungen: • Darmreinigung mit Kren (S. 55), • Meerrettich-Kräuter-Entschlackungstee (S. 62), • Kräuter-Dampfbad (S. 69), • Meerrettich-Kräuterwickel (S. 76)

Entzündungen der Haut

Hautunreinheiten und Entzündungen können mit natürlichen Mitteln in den Griff bekommen werden. Sollten es allerdings größere Schnittwunden sein oder gar tiefere Verletzungen, sollte unbedingt ein Arzt konsultiert werden. Mit Anwendungen von frisch geriebenem Meerrettich kann »Erste Hilfe« geleistet werden.

Hilfreiche Anwendungen: • Meerrettich-Fluid (S. 74), • Meerrettich-Wundbrei (S. 79), • Kräutersud zur Wundheilung (S. 70)

Entzündungen im Hals-Nasen-Ohren-Bereich

Entzündungen in diesem Bereich können sehr schmerzhaft sein. Meerrettich wirkt entzündungshemmend und krampflösend auf die Schleimhäute.
Eine altbewährte Methode ist das Dampfbad mit Zugabe von frisch geriebenen Meerrettichsubstanzen. Der Dampf kann über den Mund und die Nase eingeatmet werden und erreicht die Bronchien, die Ohren, die Stirnhöhle und die Nebenhöhlen. Eine Wirkung auf das zentrale Nervensystem ist möglich.

Hilfreiche Anwendungen: • Kräuter-Dampfbad (S. 69), • Krenkette (S. 72), • Apfel-Krenbrei, äußerlich (S. 67), • Immunstärkung mit Kren (S. 56)

Erkältung

Die Entzündung der Schleimhäute von Nase, Hals und Bronchien kann durch kalte Luft, aber auch durch einen Virus ausgelöst werden. Meerrettich mit seinen verschiedenen wertvollen Substanzen bringt solche Entzündungen rasch zum Abklingen.

Frisch geriebener Meerrettich mit einem frisch geriebenen Apfel vermischt, wird den Heilungsprozess anstoßen.

Hilfreiche Anwendungen: • Krenkette (S. 72), • Meerrettich-Hustentee (S. 61), • Meerrettich-Erkältungstee (S. 59), • Meerrettich-Zwiebel-Milch (S. 66)

Fieberanfälle

Bei Erkältungen, aber auch Darmverstimmungen kann das erste Anzeichen ein Fieberanfall oder sogar ein sogenannter Schüttelfrost sein. Wenn diese Anzeichen sich ausgerechnet mitten in der Nacht einstellen und Sie nicht gleich den Notarzt rufen wollen, kann Ihnen Meerrettich als »schneller Helfer« diese Notsituation überbrücken helfen.

Meerrettich wirkt rasch bei Fieber und Erkältungsbeschwerden, aber auch bei Magenverstimmung und Darmproblemen.

Hilfreiche Anwendungen: • Meerrettich-Erkältungstee (S. 59), • Immunstärkung mit Kren (S. 56), • Meerrettich-Hustentee (S. 61)

Bei Erkältung und Fieber tut der Meerrettich-Erkältungstee besonders gut.

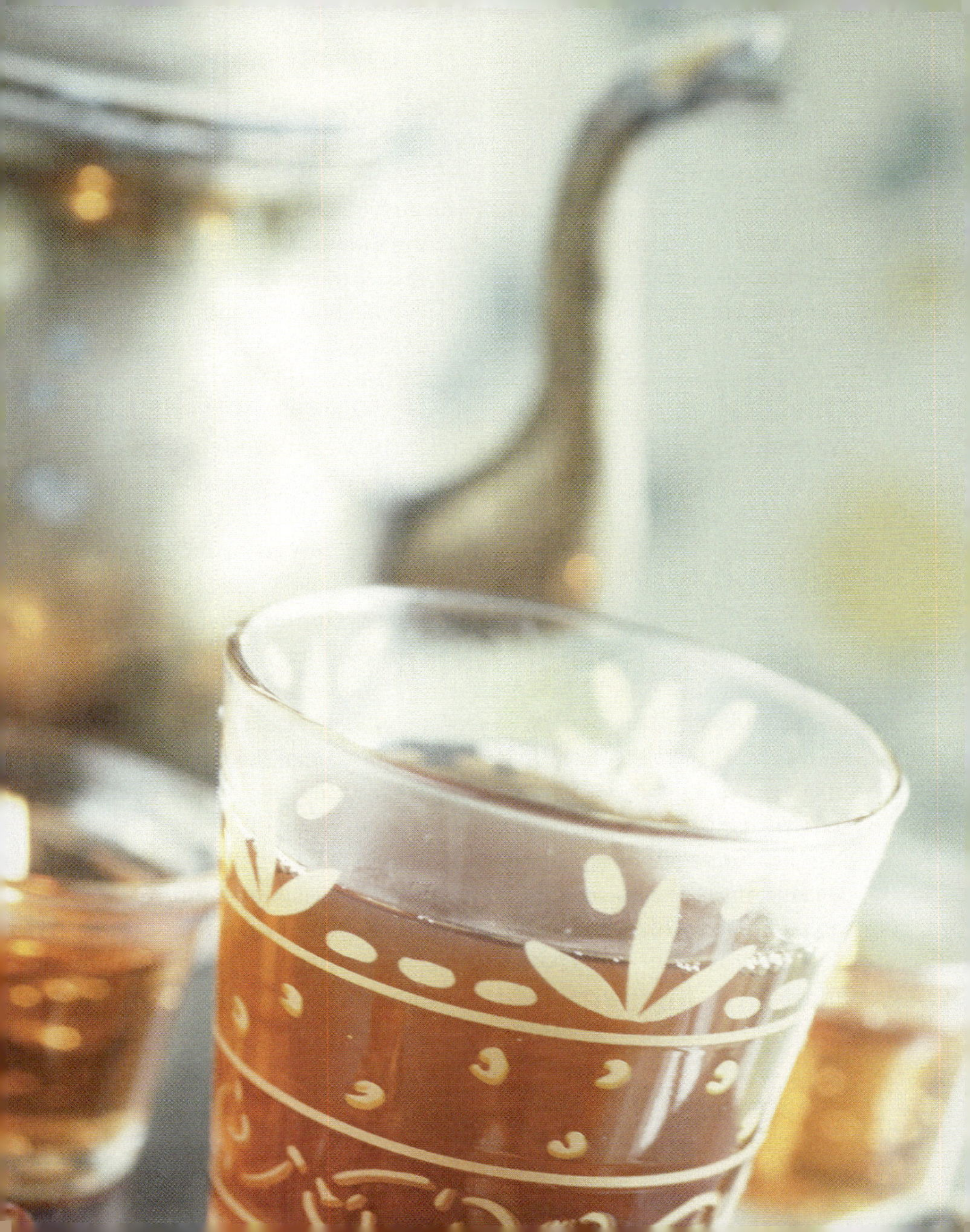

Gallenleiden

Ernährungsfehler sind die häufigsten Ursachen, die Gallenleiden hervorrufen können. Meistens trifft es Menschen, die gerne viel Fleisch konsumieren, oder aber Menschen in besonderen Stresssituationen. Meerrettich wirkt entzündungshemmend bei Gallenleiden!

Hilfreiche Anwendungen: • Meerrettich-Himbeerblätter-Tee (S. 60), • Meerrettich-Kräuter-Entschlackungstee (S. 62)

Gicht

Eine Krankheit, die sich in akuten Schüben durch eine primär chronisch verlaufende Purin-Stoffwechselstörung mit vermehrter Harnsäurebildung an verschiedenen Körperstellen, besonders jedoch an verschiedenen Gelenken und deren Umgebung bemerkbar macht. Meerrettich regt den Stoffwechsel an und unterstützt die Verarbeitung.

Hilfreiche Anwendungen: • Apfel-Krenbrei, (S. 67), • Meerrettich-Kräutertee (S. 63), • Blutreinigungstee (S. 54), • Darmreinigung mit Kren (S. 55)

Grippaler Infekt

Grippale Infekte werden meist durch Viren ausgelöst – wenn das Immunsystem angeschlagen und nicht genügend widerstandsfähig ist. Mit Meerrettich kann das Immunsystem rasch gestärkt werden.

Hilfreiche Anwendungen: • Immunstärkung mit Kren (S. 56), • Meerrettich-Zwiebel-Milch (S. 66), • Meerrettich-Erkältungstee (S. 59)

Gürtelrose

Eine Hautpartie ist von einer gürtelartigen Nervenentzündung betroffen. Diese Viruserkrankung wirkt sich durch sehr heftige und brennende Schmerzen aus.
Meerrettich wirkt auf das zentrale Nervensystem äußerlich sowie innerlich. Über die Aufnahme von Meerrettich über die Nahrung kann das angegriffene Immunsystem gestärkt und der Heilungsprozess unterstützt werden.

Hilfreiche Anwendungen: • Krencreme (S. 71), • Apfel-Krenbrei, innerlich (S. 53)

Hautprobleme

Juckreiz oder Hautentzündungen können rasch behandelt werden mit natürlichen, unschädlichen Substanzen. Meerrettich wirkt entzündungshemmend, auch bei äußerlicher Anwendung.

Hilfreiche Anwendungen: • Meerrettich-Fluid (S. 74), • Meerrettichblüten-Salbe (S. 73), • Meerrettich-Wundbrei (S. 79)

Hautverletzungen

Eine akute Verletzung der Haut kann mit Meerrettich versorgt werden, auch übergangsweise, wenn fachliche Hilfe aufgrund der Schwere der Verletzung in Anspruch genommen werden sollte.
Meerrettich wirkt antiseptisch und antibakteriell.

Auch um eine eventuelle Blutvergiftung zu vermeiden, ist es hilfreich, wenn die verwundete Haut rasch mit einem frisch geriebenen Meerrettichbrei versorgt wird.

Hilfreiche Anwendungen: • Apfel-Krenbrei, äußerlich (S. 67), • Kräutersud zur Wundheilung (S. 70)

Heiserkeit

Die während einer Erkältungsphase oder gar nach übermäßiger Beanspruchung durch lautes Sprechen oder Singen angegriffenen Stimmbänder brauchen Ruhe und eine wohltuende Medizin zur Stärkung. Meerrettich entfaltet auch hier seine Heilwirkung.

Hilfreiche Anwendungen: • Beruhigungstee mit Kren (S. 54), • Meerrettich-Hustentee (S. 61), • Meerrettich-Kräuterkissen (S. 75)

Herpes

Eine weitverbreitete Art von Nervenentzündungen, die sich meist an bestimmten Stellen der Schleimhäute (Mundwinkel, Nasenschleimhaut) zeigt. Es handelt sich dabei um einen Virus. Die Abwehrkräfte des Körpers benötigen eine Stärkung.
Meerrettich im Essen stärkt das Immunsystem und kann auch lokal angewandt die Herpesbläschen zum Abklingen bringen.

Hilfreiche Anwendungen: • Immunstärkung mit Kren (S. 56), • Meerrettichblüten-Salbe (S. 73)

Herzinfarkt

Der regelmäßige Verzehr von Meerrettich unterstützt die Maßnahmen zur Vermeidung eines zweiten Herzinfarkts. Selbstverständlich kann er auch zur Vorbeugung eingesetzt werden.
Mehrere Herzinfarktpatienten bestätigten, dass sie mit Meerrettich auf dem Speiseplan (auch schon nur einmal pro Woche) ihre Angstzustände ablegen konnten. Sie fühlen sich wohl und spüren, dass Meerrettich ihre Gesundheit fördert.

Hilfreiche Anwendungen: • **Tee zur Durchblutungsförderung (S. 66),** • **Apfel-Krenbrei, innerlich (S. 53),** • **Meerrettich-Likör (S. 64),** • **Meerrettich-Kräuter-Elixier (S. 62)**

Herz-Kreislauf-Beschwerden

Hektik und Stress in unserer heutigen Zeit sind häufig so groß, dass viele Menschen unter Herz-Kreislauf-Beschwerden leiden. So sind z. B. das Vorhof- oder Kammerflimmern und Herzrhythmusstörungen häufigere Symptome.
Meerrettich mit seinen gesunden Inhaltsstoffen kann dem angeschlagenen menschlichen Organismus als Stärkungsmittel dienen und neue Kräfte vermitteln. Kreislaufstärkung ist gleich Herzstärkung!

Hilfreiche Anwendungen: • Meerrettich-Melissengeist (S. 65), • Tee zur Durchblutungsförderung (S. 66), • Immunstärkung mit Kren (S. 56)

Herzrhythmusstörungen

Alle Anzeichen im Bereich der Herzgegend müssen ernst genommen werden, ein Arzt sollte konsultiert werden.
Genau wie bei Herz-Kreislauf-Beschwerden, Herzinfarkt und Herzschmerzen kann auch bei diesem Symptom der regelmäßige Verzehr von Meerrettich empfohlen werden.

Hilfreiche Anwendungen: • Apfel-Krenbrei, innerlich (S. 53), • Meerrettich-Bärlauch-Geist (S. 56), • Meerrettich-Kräuterwickel (S. 76)

Herzschmerzen

Diese Symptome im Bereich des Herzens sollten auf jeden Fall ernst genommen werden und ein Arzt sollte konsultiert werden.
Der regelmäßige Verzehr von Meerrettich in roher oder gekochter Form unterstützt die Behandlung bei jeder Art von Herzleiden.

Hilfreiche Anwendungen: • Meerrettich-Melissengeist (S. 65), • Krenkette (S. 72), • Kräuter-Dampfbad (S. 69), • Tee zur Durchblutungsförderung (S. 66)

Hörbeschwerden, Hörsturz

Das Gehör ist eines der empfindlichsten Sinne. Alle mit dem Hören in Zusammenhang stehenden Störungen können sich auch unangenehm auf das Gleichgewichtsempfinden auswirken.
Meerrettich kann hier unterstützend eingesetzt werden durch die durchblutungsstärkenden Wirkungen innerlicher und äußerlicher Anwendun-

gen und durch vielfältige Wirkungsmöglichkeiten über das zentrale Nervensystem.

Hilfreiche Anwendungen: • Kräuter-Dampfbad (S. 69), • Meerrettich-Kräuterwickel (S. 76), • Krenbeutel (S. 71), • Meerrettich-Quark-Brei (S. 77)

Hustenanfall

Infektionskrankheiten im Bereich der Bronchien sind meist mit starken Hustenanfällen verbunden. Meerrettich wirkt krampflösend und hilft, die gereizten Atemwege zu beruhigen.

Hilfreiche Anwendungen: • Krenkette (S. 72), • Meerrettich-Erkältungstee (S. 59), • Meerrettich-Zwiebel-Milch (S. 66)

Immunschwäche und Infektionen

Bei einer Immunschwäche vermehren sich Bakterien und Viren leichter und Infektionen können sich ausbreiten. Meerrettich verfügt über viele wertvolle bioaktive Substanzen und Vitamine.
Mit dem regelmäßigen Verzehr von Meerrettich kann ein Schutz vor Krankheitserregern aufgebaut und das Immunsystem gestärkt werden.

Hilfreiche Anwendungen: • Meerrettich-Kräuter-Entschlackungstee (S.62), • Apfel-Krenbrei, innerlich (S. 53)

Insektenstiche

Mit frisch geriebenem Meerrettich können Insektenstiche schnell behandelt und desinfiziert werden.

Hilfreiche Anwendungen: • Meerrettich-Wundbrei (S. 79), • Meerrettich-Fluid (S. 74)

Juckreiz bei Neurodermitis und Schuppenflechte

Die trockene Haut bei Patienten, die unter Neurodermitis oder Schuppenflechte leiden, verursacht Juckreiz. In beiden Fällen sollte fachärztlicher Rat eingeholt werden. Es gibt allerdings einen wirksamen Hautbalsam auf reiner Naturbasis, der unangenehme Beschwerden wie Juckreiz beseitigen helfen kann.

Hilfreiche Anwendungen: • Meerrettichblüten-Salbe (S. 73), • Krencreme (S. 71), • Meerrettich-Kräuter-Entschlackungstee (S.62)

Kopfschmerzen, Migräne

Die durchblutungsfördernde Wirkung von Meerrettich mit seinen heilenden Inhaltsstoffen und ätherischen Duftstoffen kann auf schonende Weise helfen, Schmerzsymptome aufzulösen.

Hilfreiche Anwendungen: • Meerrettich-Quark-Brei (S. 77), • Meerrettich-Kräuterwickel (S. 76), • Meerrettich-Melissengeist (S. 65)

Krampfadern

Die Bildung von Krampfadern im Bereich der Beinvenen ist eine Alterserscheinung. Es besteht die Gefahr einer Thromboseentwicklung. Mit Meerrettich kann Krampfadern und Thrombosen entgegengewirkt werden.

Hilfreiche Anwendungen: • Meerrettich-Branntwein (S. 74), • Kräuter-Dampfbad, als Fußbad (S. 69)

Krebsleiden

Mit dem Essen von gesundheitsfördernden Lebensmitteln kann ein enormer Beitrag zur Erhaltung der Gesundheit geleistet werden. Meerrettich verfügt über außerordentliche, heilwirkende Substanzen.
Empfohlen wird der regelmäßige Verzehr von Meerrettich. Es gibt Hinweise, dass dadurch auch Krebserkrankungen zu verhindern sind.

Hilfreiche Anwendungen: • Tee zur Durchblutungsförderung (S. 66), • Darmreinigung mit Kren (S. 55), • Meerrettich-Likör (S. 64), • Immunstärkung mit Kren (S. 56)

Leberfunktion stärken

Die Leber ist sehr wichtig für den Verdauungsvorgang. Wenn wir unserer Gesundheit einen guten Dienst leisten wollen, sollten wir auch unsere Leber stärken.
Meerrettich besitzt reinigende Substanzen, die auch auf die Leber wirken.

Hilfreiche Anwendungen: • Meerrettich-Kräutertee (S. 63), • Meerrettich-Kräuter-Elixier (S. 62), • Meerrettich-Kräuter-Entschlackungstee (S.62)

Liebeskraft, fehlende

Bei diesem Problem werden oft triebfördernde Mittel angewendet. Meist haben sie lediglich eine durchblutungsfördernde Wirkung. Diese Mittel fördern eine optimale Durchblutung, vitalisieren und tragen zur Entspannung bei.
Meerrettich erfrischt und reinigt das Blut innerhalb kürzester Zeit nach der Nahrungsaufnahme. Dieser reinigende Prozess trägt dazu bei, dass das Blut dünnflüssiger wird und so die Durchblutung gefördert wird.

Hilfreiche Anwendungen:
• Kräuter-Dampfbad (S. 69), • Meerrettich-Kräuterwickel (S. 76), • Tee zur Durchblutungsförderung (S. 66)

Lungenerkrankung

Die Lunge wird heutzutage übermäßig strapaziert durch die verunreinigte Luft, wozu auch Raumgifte und andere Schadstoffbelastungen beitragen.
Meerrettich besitzt heilende Substanzen, Duftstoffe und Öle.

Hilfreiche Anwendungen: • Kräuter-Dampfbad, zur Inhalation (S. 69), • Immunstärkung mit Kren (S. 56), • Krenkette (S. 72)

Magenleiden

Alle Nahrungsmittel gehen durch den Magen. Leider sind es nicht nur gesunde, wertvolle Stoffe, die der Magen zu verarbeiten hat.
In der Meerrettichwurzel befinden sich verschiedene Heilstoffe und wertvolle Substanzen, die durch den Aufreibevorgang freigesetzt werden. Falls der Meerrettich in roher Form zu scharf sein sollte, wird empfohlen, ihn im gekochten Zustand als schonendes Heilmittel für den empfindlichen Magen anzuwenden.

Hilfreiche Anwendungen: • Meerrettich-Bärlauch-Geist (S. 56), • Meerrettich-Kräuter-Entschlackungstee (S.62), • Meerrettich-Kräuter-Elixier (S. 62)

Morbus Menière

Die Bezeichnung geht auf den französischen Arzt Menière zurück, der die Gründe und Zusammenhänge erforschte, wenn Menschen unter Drehschwindel (siehe Anmerkungen auch unter diesem Stichwort) mit Tinnitus und Hörsturz zu leiden haben. Ein Hauptfaktor ist dabei die mangelnde Durchblutung des Gehirns.
Meerrettich besitzt wie kein anderes vergleichbares Gemüse Wirkstoffe, die die Durchblutung in Schwung bringen können.

Hilfreiche Anwendungen: • Tee zur Durchblutungsförderung (S. 66), • Kräuter-Dampfbad, auch als Fußbad (S. 69), • Meerrettich-Kräuterwickel (S. 76), • Meerrettich-Quark-Brei (S. 77), • Meerrettich-Zwiebel-Milch (S.66), • Krenkette (S. 72)

Nierenleiden

Die Nieren sind lebenswichtig für den Prozess der Ausscheidung. Auch hier müssen Giftstoffe und andere schädliche Stoffe verarbeitet werden. Ein Nierenleiden kann durch verschiedene Belastungen entstehen.
Im Meerrettich sind wertvolle reinigende Stoffe zur Erhaltung unserer Gesundheit vorhanden. Durch den regelmäßigen Verzehr von Meerrettich werden Reinigungsprozesse der Nieren aktiviert.

Hilfreiche Anwendungen: • Darmreinigung mit Kren (S. 55), • Meerrettich-Essig (S. 60), • Meerrettich-Kräuter-Elixier (S. 62)

Ödeme und operative Eingriffe

Wasseransammlungen im Gewebe (Ödeme) oder Narben durch operative Eingriffe können durch die wertvollen Substanzen, die im Meerrettich lagern, positiv beeinflusst werden.

Hilfreiche Anwendungen: • Meerrettich-Kräuterwickel (S. 76), • Beruhigungstee mit Kren (S. 54)

Physische und psychische Überlastung

Körperliche und geistig-seelische Überlastung können unterschiedliche Ursachen haben. Eine positive Einflussnahme ist durch Meerrettich mit seinen komplexen Heilwirkungen möglich.

Hilfreiche Anwendungen: • Meerrettich-Kräuterwickel (S. 76), • Meerrettich-Likör (S. 64), • Meerrettich-Quark-Brei (S. 77)

Pilze, innerlich und äußerlich

In der Darmflora haben sich häufig zu viele Pilze angesiedelt. Aber auch die Haut ist in Gefahr, von Pilzen befallen zu werden.
Die scharfen, heilwirkenden Stoffe im Meerrettich sind bei Pilzbefall, egal ob innerlich oder äußerlich, hilfreich.

Hilfreiche Anwendungen: • Meerrettich-Fluid (S. 74), • Blutreinigungstee (S. 54), • Apfel-Krenbrei, innerlich und äußerlich anwendbar (S. 53,67)

Prellungen und Muskelschmerzen

Prellungen und Muskelschmerzen können auf einfache Weise mit Meerrettich behandelt werden. Die durch den Aufreibevorgang freigesetzten Enzyme helfen, Haut- und Muskelschädigungen zu beheben.

Hilfreiche Anwendungen: • Beruhigungstee mit Kren (S.54), • Meerrettich-Quark-Brei (S. 78)

Rheuma

Mit Rheuma werden Beschwerden am Bewegungsapparat bezeichnet, mit fließenden, ziehenden und reißenden Schmerzen.
Die wertvollen Inhaltsstoffe des Meerrettichs können Rheuma lindern. Empfehlenswert ist auch der regelmäßige Verzehr von Meerrettich in den verschiedensten Zubereitungsformen.

Hilfreiche Anwendungen: • Meerrettich-Quark-Brei (S. 78), • Meerrettich-Kräuterkissen (S. 75), • Meerrettich-Kräutertee (S. 63)

Schlafstörungen

Körper und Geist brauchen den Schlaf, um neue Kräfte sammeln zu können. Wenn Schlafstörungen auftreten, sollte nicht gleich zu Schlafmitteln gegriffen werden.
Im Meerrettich sind heilsame Senföle und wertvolle Substanzen vorhanden, die auf schonende Weise helfen können, diese Störungen zu beseitigen.

Hilfreiche Anwendungen: • Meerrettich-Kräuterwickel (S. 76), • Meerrettich-Melissengeist (S. 65)

Tinnitus (Drehschwindel, Durchblutungsstörungen)

Durch eine auftretende Durchblutungsstörung im Gehirn (Unterversorgung mit Sauerstoff) entsteht ein Schwindelgefühl. Es ist notwendig, diese Blockade zu lösen, die meistens im oberen Bereich der Halswirbelsäule sitzt, damit der ungehinderte Blutfluss wieder hergestellt werden kann und diese unangenehmen Symptome, zu denen auch Ohrgeräusche gehören, sich wieder verlieren (siehe auch unter Drehschwindel, Morbus Menière, Durchblutungsförderung). Im Meerrettich sind die erforderlichen Wirkstoffe zur Unterstützung der Durchblutung vorhanden. Empfohlen wird der regelmäßige Verzehr und das gelegentliche Inhalieren mit frisch geriebenem Meerrettich.

Hilfreiche Anwendungen: • Meerrettich-Kräuterkissen (S. 75), • Kräuter-Dampfbad, auch Fußbad (S. 69), • Meerrettich-Kräuterwickel (S. 76), • Meerrettich-Quark-Brei (S. 77), • Krenkette (S. 72), • Krenbeutel (S. 71), • Meerrettich-Likör (S. 64)

Verdauungsstörungen

Zur Unterstützung der Verdauung gibt es schon einige hilfreiche Mittel aus der Naturheilkunde. Doch auch Meerrettich kann mit seinen verschiedenen heilwirkenden Substanzen einen besonderen Beitrag leisten.

Hilfreiche Anwendungen: • Meerrettich-Bärlauch-Geist (S. 56), • Meerrettich-Brühe (S. 59)

Virenschutz

Ein gesunder Körper und ein starkes Immunsystem sind die beste Vorbereitung auf den Alltag mit seinen vielfältigen Belastungen. Bei regelmäßigem Verzehr von Meerrettich in einer der bereits oftmals beschriebenen Formen (einmal pro Woche ist ausreichend) dürfen Sie davon ausgehen, dass Sie allen Belastungen gewachsen sind.

Hilfreiche Anwendungen: • Immunstärkung mit Kren (S. 56), • Meerrettich-Kräuter-Entschlackungstee (S.62), • Meerrettich-Kräuter-Elixier (S. 62)

Völlegefühl

Reichhaltiges Essen verursacht manchmal ein Völlegefühl im Magenbereich. Der Einsatz von Meerrettich kann hier hilfreich sein.

Hilfreiche Anwendungen: • Meerrettich-Melissengeist (S. 65), • Meerrettich-Himbeerblätter-Tee (S. 60), • Meerrettich-Brühe (S. 59)

Rezepte

Vorspeisen und Beilagen

Suppen

Baiersdorfer Kren-Käse-Suppe
Bornaer Zwiebelsuppe
Gemüsesuppe mit Meerrettich
Gerstensuppe mit Roten Rüben und Kren
Grüne Kräutercremesuppe mit Meerrettich-Croutons
Kartoffelsuppe mit Meerrettich
Meerrettichsüppchen mit Lachsstreifen
Rote-Rüben-Suppe mit Krennockerl

Salate, Gemüse, Teigwaren, Beilagen

Apfel-Herings-Salat mit Meerrettich-Dressing
Avocado mit Meerrettichschaum
Buchweizen-Omelette mit Lachs
Eiersalat
Karottensalat mit Meerrettich
Kartoffelpüree mit Meerrettich
Meerrettichbutter
Meerrettichgemüse
Meerrettichquark
Nudelsalat mit Meerrettich
Pfannkuchen mit Salat-Meerrettich-Füllung
Schinkenröllchen mit Quark-Meerrettich-Füllung

Hauptgerichte

Fleisch

Fisch

Rotbarschfilet in Meerrettichkruste mit Nudeln
Saiblinge mit Krenkruste auf Kartoffel-Lauch-Püree
Tomaten-Meerrettich-Fisch
Zander in Meerrettichbutter

Vegetarisches

Folienkartoffeln mit Meerrettichbutter
Gefüllte Paprika mit Meerrettich-Reis
Kartoffeln mit Blumenkohl
Meerrettich-Karotten-Kartoffel-Bratlinge
Meerrettich-Ravioli
Stangenspargel mit Pellkartoffeln

Soßen, Creme, Dip

Apfel-Meerrettich-Soße
Kräutersoße
Limetten-Meerrettich-Soße
Meerrettich-Creme
Meerrettich-Dip
Meerrettich-Preiselbeer-Soße
Meerrettichsoße
Meerrettich-Vinaigrette
Orangen-Meerrettich-Soße

Getränke

Meerrettich-»Kater-Cocktail«
Milch-Drink mit Meerrettich

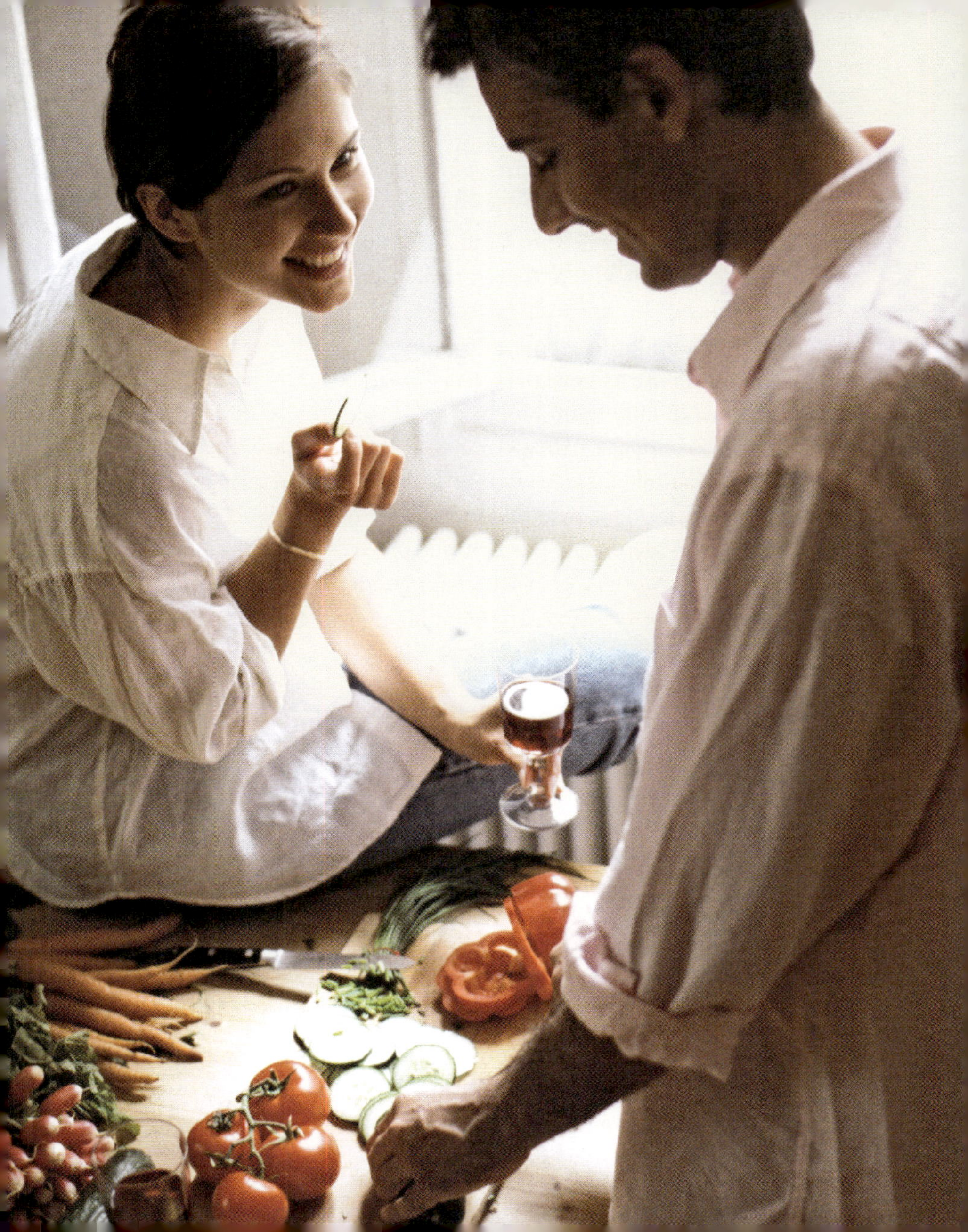

Einführung

Wenn Sie Ihr Leben verändern und auf gesunde Ernährung umsteigen wollen, dann bieten Ihnen die folgenden Rezepte und Kochvorschläge einen Einstieg in eine gesunde und vielseitige Ernährungsweise. Sie können ab sofort mit der (häufigeren) Verwendung von Meerrettich heilende Nahrung auf Ihren Speiseplan mit draufsetzen. Eines ist sicher, durch das regelmäßige Essen von Meerrettich erweitern Sie Ihren Speiseplan um eine gleichzeitig geschmackvolle und heilsame Variante. Auf natürliche, gesunde und kreative Art und Weise stärken Sie damit auf jeden Fall Ihr Herz-Kreislauf-System und damit ganz entscheidend Ihre Gesundheit. Auch wenn Meerrettich nur einmal pro Woche gegessen wird, kann er schon kleine Wunder durch seine reinigenden Eigenschaften vollbringen. Meerrettich unterstützt sehr den Magen- und Darmbereich, er hilft, schwerer verdauliche Nahrung schneller zu verarbeiten, und kann schnell regulierend in den Blutkreislauf eingreifen.

Bevor wir uns den einzelnen Rezepten zuwenden, möchte ich Ihnen einen Überblick geben, wozu Meerrettich alles passt und wie viele verschiedene Kombinationsmöglichkeiten es mit Meerrettich gibt. Er passt zur Wurst, zum Fleisch, zu Fisch. Auch für die Herstellung von Soßen und zum Verfeinern von Gemüse und Salaten.
Meerrettich ist

- pikant zu Bratwürsten,
- delikat auf belegtem Brot,
- eine würzige Beilage zu allen Fleischgerichten,

- sehr bekömmlich zu verschiedenen Fischzubereitungen,
- das gewisse, gesunde Etwas bei der Herstellung von Soßen,
- verfeinernd für alle Gemüsekost, egal ob roh oder gekocht, und natürlich für Salate,
- zum Grillen, zum Fondue und für das kalte Buffet geeignet.

Bevor Sie sich ans Kochen machen, noch schnell ein Wort zu Einkauf, Aufbewahrung und Zubereitung von Meerrettich:
Beim Einkauf sollten Sie darauf achten, dass die Wurzeln fest sind und keine weichen Stellen aufweisen. In ein feuchtes Küchenpapier oder Tuch eingeschlagen, bleibt der Meerrettich im Gemüsefach des Kühlschranks mehrere Wochen frisch. Wussten Sie, dass geschälter Meerrettich, entweder in Stücke geschnitten oder geraspelt und mit etwas Zitronensaft vermischt, auch zum Einfrieren geeignet ist? Er hält sich in der Tiefkühltruhe etwa 4–6 Wochen, verliert aber etwas an Aroma. Die Wurzel sollte nur so weit geschält werden, wie gerade benötigt wird. Denn die ätherischen Öle verflüchtigen sich schnell, wertvolle Inhaltsstoffe gehen verloren. Grüne Stellen unter der Schale schneidet man heraus. Den geriebenen Meerrettich mit etwas Zitronensaft oder Essig vermengen oder gleich in die vorbereitete Speise oder Soße hineingeben. Um Tränen beim Reiben des Meerrettichs zu vermeiden, lohnt es sich tatsächlich, eine Schwimmbrille aufzuziehen, oder man schneidet den Meerrettich schnell in ganz schmale Scheiben und zerkleinert ihn dann in der Küchenmaschine.
Übrigens: Die folgenden Rezepte sind, wenn nicht anders angegeben, immer für 4 Personen gedacht.
Viel Spaß beim Kochen mit Meerrettich und guten Appetit!

Vorspeisen und Beilagen

Suppen

Baiersdorfer Kren-Käse-Suppe

1 Zwiebel
1 EL Butter
5 EL geriebener Gemüse-Meerrettich (Glas)
200 g Doppelrahm-Frischkäse
1 l Gemüsebrühe
Salz, Pfeffer
Zitronensaft
150 g Räucherlachs
frische oder gefrorene Kresse

Die fein gehackte Zwiebel in Butter dünsten, dann Meerrettich und den Käse hinzufügen. Bei kleiner Hitze rühren, bis der Käse schmilzt. Die Gemüsebrühe dazugießen und aufkochen. Alles im offenen Topf ca. 10 Minuten köcheln lassen und dabei immer wieder durchrühren. Die Suppe kräftig würzen. Den Räucherlachs in feine Streifen schneiden und mit der Kresse unter die Suppe mischen.

Bornaer Zwiebelsuppe

1,2 kg Kartoffeln
3 I Brühe
Kümmel, Salz
100 g Margarine
80 g Speckwürfel
800 g Zwiebeln
30 g Mehl
4 Äpfel
3 EL Meerrettich
500 g Sahne

Die Kartoffeln schälen, in Würfel schneiden und in der Brühe kochen. Kümmel und Salz dazugeben. In der Margarine Speckwürfel und Zwiebelscheiben dünsten. Etwas Mehl darüber streuen und zu den Kartoffeln geben. Die geriebenen Äpfel, den Meerrettich und das Salz in der Sahne verrühren und die Suppe zum Schluss damit abschmecken.

Gemüsesuppe mit Meerrettich

1 mittelgroße Zwiebel
1 EL Butter und 1 EL Distelöl
1 EL Haferflocken
2 Karotten
1 große Kartoffel
1 l Gemüsefond
1 reife Tomate

- 1 schmale Stange Lauch
- 30 g fein geriebener Meerrettich
- Saft von 1 Zitrone
- 2 EL trockener Weißwein
- Salz und Pfeffer

Fein gehackte Zwiebel in Butter und Öl andünsten. Haferflocken dazugeben. Gestiftelte Karotten und Kartoffel zugeben und mit der Gemüsebrühe auffüllen. Bei schwacher Hitze 15 Minuten köcheln.
Die in Würfel geschnittene Tomate und die in Ringe geschnittenen Lauchstreifen zugeben. Anschließend die Meerrettichflocken einrühren. Mit dem Zitronensaft und dem Weißwein abschmecken. Salzen und pfeffern je nach Geschmack.

Gerstensuppe mit Roten Rüben und Kren

- 1 EL Butterschmalz oder Öl
- 50 g Gerstenschrot
- 1 Zwiebel, fein gehackt
- 500 ml Gemüsebrühe
- 300 g Rote Bete
- 50 g Meerrettichwurzel
- 250 ml Milch
- 3 EL Sahne
- 2 EL Schnittlauch in Röllchen

Fett in einem Topf erhitzen. Gerstenschrot und Zwiebel darin bei schwacher Hitze rösten, bis die Zwiebel glasig ist. Brühe dazugießen, aufkochen und die Suppe zugedeckt bei schwacher Hitze 15 Minuten garen. Rote Bete schälen und fein raspeln. In die Suppe geben, erneut aufkochen und zugedeckt bei schwacher Hitze 10 Minuten garen. Meerrettich schälen, waschen und fein reiben. Milch, Sahne und Meerrettich in die Suppe geben. Erhitzen, aber nicht mehr aufkochen.
Suppe mit Schnittlauch bestreuen.

Grüne Kräutercremesuppe mit Meerrettich-Croutons

4 Frühlingszwiebeln
1 EL Butter
750 ml Wasser
250 g Schlagsahne
2 Päckchen »8 Kräuter«, tiefgefroren
4 EL Sahnemeerrettich
etwas Weißwein
Soßenbinder für helle Soßen
2 Scheiben getoastetes Toastbrot

Frühlingszwiebeln waschen, klein schneiden und 5 Minuten in Butter anbraten. Mit Wasser und Schlagsahne aufgießen. Kräuter und Meerrettich zugeben und 5 Minuten kochen. Ein Schuss Weißwein macht die Suppe noch schmackhafter. Mit Soßenbinder für helle Soßen binden. Aus den Toastbroten große Rauten schneiden und mit Meerrettich garnieren. Suppe in Teller füllen und die Croutons darauf geben.

Kartoffelsuppe mit Meerrettich

500 g mehlig kochende Kartoffeln
250 g Zwiebeln
2 EL Maiskeimöl
800 ml Wasser
2 Gemüsebrühwürfel
10 EL Milch
6 EL frisch geriebener Meerrettich
100 g Schlagsahne
4 EL fein geraspelte Rote Bete

Die Kartoffeln waschen und dünn schälen. Die Zwiebeln grob würfeln. Das Öl mit 1 Esslöffel Wasser in einem Topf erhitzen und die Zwiebeln glasig dünsten. Das restliche Wasser und die Brühwürfel dazugeben, aufkochen lassen.
Die Kartoffeln mit der Reibe in die Brühe raspeln. Die Suppe etwa 15 Minuten kochen, dann mit dem Pürierstab im Topf fein pürieren. Die Milch und den Meerrettich in die Suppe rühren, nicht mehr kochen. Die Sahne steif schlagen und unterziehen.
Die Suppe auf vorgewärmte Teller verteilen und auf jede Portion 1 Esslöffel Rote Bete geben.

Meerrettichsüppchen mit Lachsstreifen

1 Zwiebel
1 EL Butter
5 EL Meerrettich
200 g Doppelrahm-Frischkäse
750 ml milde Gemüsebrühe
weißer Pfeffer
1 Msp. Cayennepfeffer
etwas Zitronensaft
75 g Räucherlachs
1 KästchenKresse oder Kräutermischung

Die Zwiebel fein hacken und in der heißen Butter weich dünsten. Meerrettich und den Doppelrahm-Frischkäse zufügen. Die Gemüsebrühe aufgießen und 10 Minuten köcheln lassen. Man sollte die Meerrettichcremesuppe nochmals durchrühren und mit Pfeffer, Cayennepfeffer und Zitronensaft abschmecken. Den Lachs in feine schmale Streifen schneiden und die Meerrettichcremesuppe auf 4 Suppenteller verteilen. Die Lachsstreifen und die Kresse oder Kräutermischung auf die Teller verteilen.

Rote-Rüben-Suppe mit Krennockerl

Für die Suppe:
30 g gehackte Zwiebeln
20 g Butter
60 ml Weißwein
750 ml Gemüsebrühe

300 g geschnittene Rote Bete
2 EL Sherryessig, Kümmel, Salz, Pfeffer, 1 TL Honig
1 TL geriebener Kren
60 g Sauerrahm
10 g Dinkelmehl

Für die Krennockerl:

1 Eiweiß
60 g Magerquark
40 g Dinkelgrieß
1 TL Kren
Salz, geriebene Muskatnuss

Suppe

Zwiebeln in Butter anschwitzen, mit Wein ablöschen, mit 250 ml Gemüsebrühe aufgießen und Rote Bete dazugeben. Mit Sherryessig, Kümmel, Salz und Pfeffer würzen und dünsten. Das Ganze im Mixer pürieren. Mit der restlichen Gemüsebrühe die Konsistenz der Suppe festlegen. Mit Honig und Kren abschmecken. Sauerrahm mit Dinkelmehl verrühren, in die Suppe gießen und kurz verkochen lassen.

Krennockerl

Das Eiweiß zu Schnee schlagen und mit dem passierten Magerquark, Kren, Dinkelgrieß und den Gewürzen vermengen. Mit zwei Löffeln kleine Nockerl formen und in leicht kochendem Salzwasser 10 Minuten ziehen lassen. Die Nockerl in die Suppe geben, mit Gartenkresse garnieren.

*Bevor Meerrettich »kochfertig« ist,
ist viel Handarbeit nötig.*

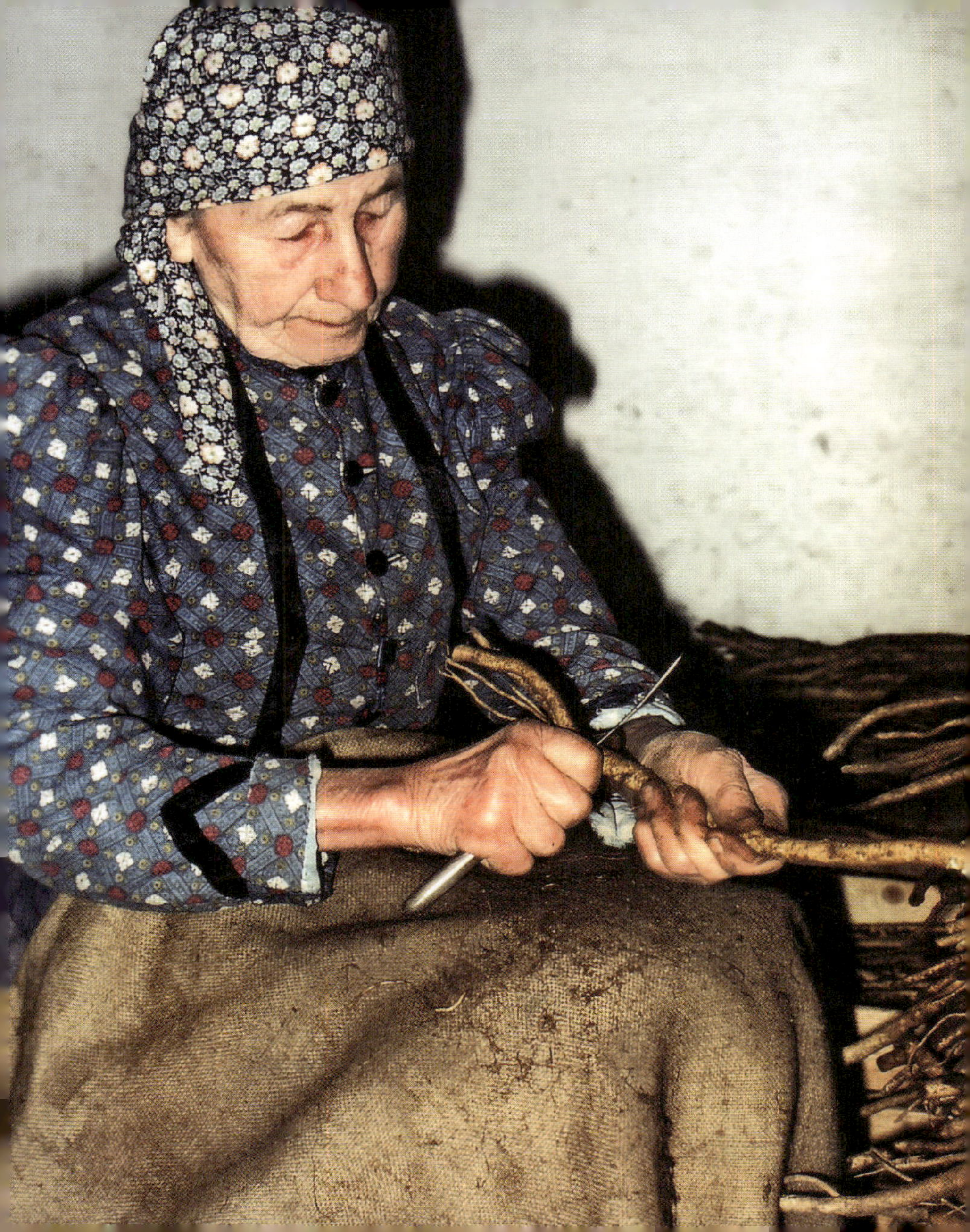

Salate, Gemüse, Teigwaren, Beilagen

Apfel-Herings-Salat mit Meerrettich-Dressing

8 Heringsfilets in Öl
2 kleine Zwiebeln
1 Apfel, Zitronensaft
220 g Rote Bete
1 EL Dill, gehackt
100 g Creme fraîche
5 EL saure Sahne
2 EL Sahnemeerrettich
Salz, Pfeffer

Heringsfilets gut abtropfen lassen und in 2 cm breite Stücke teilen. Zwiebeln schälen und in dünne Ringe schneiden. Apfel schälen, vierteln, in dünne Spalten teilen und mit Zitronensaft beträufeln. Rote Bete (aus dem Glas) vierteln, mit Fisch, Zwiebeln und Dill vermischen. Crème fraîche mit Sauerrahm und Meerrettich glatt rühren. Mit Salz, Pfeffer und Zitronensaft würzen, unter den Salat mischen. Zuletzt Apfelspalten locker unterheben. Mit Dill bestreuen.

Avocado mit Meerrettichschaum

1 EL Zitronensaft
1 EL Zucker
2 Äpfel
1 TL und 2 EL Butter

4 EL Semmelbrösel (grobe)
150 g Schlagsahne
3–4 EL Meerrettich
Salz, Pfeffer
1 Bd. Schnittlauch
2 reife Avocados

Zitronensaft und Zucker mischen. Äpfel schälen, vierteln, entkernen, fein würfeln, im Zitronensaft wenden, in 1 Teelöffel Butter glasig dünsten, abkühlen lassen. 2 Esslöffel Butter erhitzen, Brösel zufügen und anrösten, dabei stets wenden. Sahne steif schlagen, Äpfel und Meerrettich unterziehen. Mit Salz und Pfeffer abschmecken. Schnittlauch abbrausen, trocken schütteln und in kleine Röllchen schneiden.
Avocados längs rundum einschneiden, vom Stein befreien, mit der Creme füllen, Brösel und Schnittlauch draufstreuen.

Buchweizen-Omelette mit Lachs
(Zutaten für 6 Personen)
50 g Buchweizenmehl (Reformhaus)
50 g Mehl
375 ml Wasser
2 Eier
Salz
1 Prise Zucker
3 TL Öl
1 Bd. Dill

- 200 g Creme fraîche
- 1 St. Meerrettich, ca. 10 cm
- 6 Scheiben Räucherlachs (ca. 250 g)

Buchweizenmehl und Mehl mischen, mit 375 ml kaltem Wasser anrühren und 20 Minuten ruhen lassen. Eier unterrühren, mit wenig Salz und Zucker würzen. Eine kleine Pfanne fein mit Öl auspinseln und darin 6 Omelettes nacheinander backen. 3/8 vom Dill hacken, mit der Crème fraîche verrühren. Meerrettich schälen, waschen, raspeln, 2 1/2 Esslöffel davon mit der Crème fraîche verrühren und mit Salz würzen. Die Lachsscheiben auf die Omelettes legen und mit dem restlichen Dill garnieren. Die Crème fraîche und den restlichen Meerrettich darübergeben.

<u>Eiersalat</u>

- 10 hart gekochte Eier
- 1 große Dose Kondensmilch
- Saft von 2 Zitronen
- 1 kleines Glas Meerrettich
- 1 Bd. Schnittlauch
- 1 Dose geschnittene Champignons
- Salz
- Muskatnuss, gerieben
- 1 Prise Zucker

Zitronensaft mit dem Schneebesen in die Kondensmilch einrühren, Meerrettich, Pilze und Schnittlauch unterheben und pikant abschmecken. Die Eier in Scheiben schneiden und lagenweise mit der Soße in eine Schüssel geben.

Karottensalat mit Meerrettich

3 Karotten
2 TL frisch geriebener Meerrettich
1 TL Senf
1 TL Öl
1 TL Zitronensaft
Salz
1 Prise Zucker
75 g Vollmilchjoghurt
1 TL Schnittlauchröllchen

Die Karotten schälen, fein raspeln und mit dem Meerrettich mischen. Aus Senf, Öl, Zitronensaft, Salz, Zucker und Joghurt eine Marinade rühren und diese über die Karotten geben.
Salat mischen und mit dem Schnittlauch bestreuen.

Kartoffelpüree mit Meerrettich

500 g vorwiegend fest kochende Kartoffeln
50 ml Milch
40 g Butter
125 g Schlagsahne
50 g fein geriebener Meerrettich
Muskatnuss, fein gerieben, etwas Salz

Die im Salzwasser gekochten und zuvor geschälten Kartoffeln durch eine Presse drücken und in die heiße Milch geben, nach und nach Butter zugeben und mit einem Schneebesen gut verrühren. Den mit der geschlagenen Sahne vermengten Meerrettich unterheben. Würzen nach Geschmack.

Meerrettichbutter

150 g Butter
2 EL fein geriebener Meerrettich
2 TL fein gehackter Dill
1 TL fein gehackte Zwiebel
Salz, Pfeffer und Zitronensaft

In die zerlassene Butter werden die Zutaten eingerührt, mit Gewürzen abgeschmeckt. Anschließend wird die Butter kalt gestellt.
Passt als Beilage zu Steak oder Kartoffelgerichten.
Meerrettichbutter kann man mit verschiedenen Kräutern zubereiten, außerdem beispielsweise mit gemahlenen Nüssen und Quark.

Meerrettichgemüse

2 Weizenbrötchen vom Vortag
125 ml Milch
1 Bd. Petersilie
1 große Stange Meerrettich
2 EL Zitronensaft
1 Apfel, säuerlich

30 g Butter
1 EL Mehl
250 ml Fleischbrühe
50 g Schlagsahne
Salz
1/4 TL Zucker

Brötchen in dünne Scheiben schneiden und mit der heißen Milch übergießen. Petersilie waschen, trocken tupfen und fein hacken. Meerrettichstange schälen, waschen und auf der Rohkostreibe oder in der Küchenmaschine fein reiben. Meerrettich mit dem Zitronensaft vermischen, damit er sich nicht verfärbt.
Den Apfel vierteln, schälen, vom Kerngehäuse befreien und fein reiben. Mit dem Meerrettich mischen.
Butter in einem Topf erhitzen. Mehl und eingeweichte Brötchen zugeben. Bei mittlerer Hitze unter Rühren etwa 1 Minute schmoren. Brühe unterrühren und aufkochen. Zugedeckt bei schwacher Hitze 5 Minuten garen. Die Meerrettich-Apfel-Mischung, Sahne, Salz, Zucker und Petersilie untermischen. Mit Salz abschmecken.

Meerrettichquark

Ein gesunder und pikanter Brotaufstrich, als Vorspeise oder als Beilage.

250 g Quark
100 g fein geriebener Meerrettich
3–5 EL Milch oder Sahne
evtl. frische Gartenkräuter

Alle angegebenen Zutaten werden vor der Verwendung vermengt und kalt gestellt. Auch frische Gartenkräuter können klein gehackt daraufgestreut werden.

Nudelsalat mit Meerrettich

180 g gedrehte Nudeln
250 g Fleischwurst
180 g Gewürzgurken
2 Kästchen Kresse
4 EL Mayonnaise (50 %)
200 g Magermilchjoghurt
3 TL Meerrettich (Glas)
3 EL Gurkenfond
Salz, Pfeffer

Die Nudeln in Salzwasser kochen, abgießen und abschrecken. Dann die Fleischwurst in grobe Würfel schneiden, die Gewürzgurken in feine Scheiben. Die Kresse vom Beet schneiden.
Die Mayonnaise mit Joghurt, Meerrettich und dem Gurkenfond mischen und glatt rühren, mit Salz und Pfeffer abschmecken. Nudeln, Wurst und Gurkenscheiben mit dem Dressing vermengen, mit der Kresse garnieren und sofort servieren.

Pfannkuchen mit Salat-Meerrettich-Füllung

100 g Feldsalat
80 g Rucola
1/4 l Milch
150 g Mehl
Salz, Pfeffer
3 Eier
9 EL Öl
400 g Doppelrahm-Frischkäse
90 g Meerrettich (Glas)
200 g Lachsschinken (ohne Fettrand in Scheiben)
150 g rote und gelbe Paprikaschoten
40 g Zwiebel
2 EL Weißweinessig
1 Prise Zucker

Feldsalat und Rucola waschen, abtropfen lassen. Milch, Mehl, Salz und Eier verrühren, ca. 15 Minuten ausquellen lassen. 1 Esslöffel Öl in einer Pfanne erhitzen und 1/4 des Teiges einfüllen. Von jeder Seite ca. 3 Minuten backen. Übrigen Teig ebenso verbrauchen.
Meerrettich mit Frischkäse mischen, mit Pfeffer würzen, die fertigen Pfannkuchen damit bestreichen. Schinken und Rucola darauf verteilen. Die Pfannkuchen aufrollen, in Frischhaltefolie wickeln und ca. 1 Stunde kalt stellen. Danach in je 6 Scheiben schneiden. Dann Paprika putzen, waschen, in feine Streifen schneiden. Zwiebel abziehen, fein hacken. Dann Essig, übriges Öl, Zucker, Pfeffer und Salz zu einer Marinade ver-

rühren. Feldsalat, Paprika und Zwiebelwürfel zugeben. Den Salat mit den Pfannkuchenscheiben auf Tellern anrichten.

Schinkenröllchen mit Quark-Meerrettich-Füllung

1 TL gemahlene weiße Gelatine
2 EL kaltes Wasser
250 g Quark
4 EL geriebener Meerrettich
1 EL Zitronensaft
Salz
1 Prise Zucker
250 g Sahne
8 große Scheiben gekochter Schinken
Pfeffer
Tomate, Gurke, Petersilie

Für die Füllung die Gelatine mit dem Wasser anrühren, 10 Minuten quellen lassen, unter ständigem Rühren erwärmen, bis sie gelöst ist, dann kalt stellen. Den Quark durch ein Sieb streichen, mit Meerrettich, Zitronensaft, Salz und Zucker verrühren. Die Sahne steif schlagen, die lauwarme Gelatinelösung dazutun, die Sahne ganz steif schlagen und vorsichtig unter den Quark heben.
Die Füllung scharf mit Pfeffer oder Cayennepfeffer abschmecken, auf die Schinkenscheiben verteilen, die Scheiben aufrollen und mit Tomatenecken, Gurke und Petersilie anrichten.
Dazu schmeckt Toast oder Weißbrot.

Hauptgerichte

Fleisch

Altwiener Krenfleisch

1 kg Kartoffeln
1,2 kg Schweineschulter
1 Karotte
1/2 Petersilienwurzel
1/2 Sellerie
50 g Zwiebeln
125 ml Essig
Pfefferkörner
200 g frisch geriebener Kren (Meerrettich)

Die Kartoffeln schälen, waschen und in Salzwasser gar kochen. Währenddessen die Schweineschulter, Karotte, Petersilienwurzel und Sellerie in Stücke schneiden. Zwiebeln fein hacken. Salzwasser zum Kochen bringen, Fleisch, Gemüse und Zwiebeln hineingeben, Essig und Pfefferkörner hinzufügen. Alles weich kochen, dann das Fleisch herausnehmen und in einer Schüssel anrichten. Einen Teil des Suds darübergießen, Gemüse anrichten und mit den gekochten Kartoffeln servieren. Den Kren darübergeben.

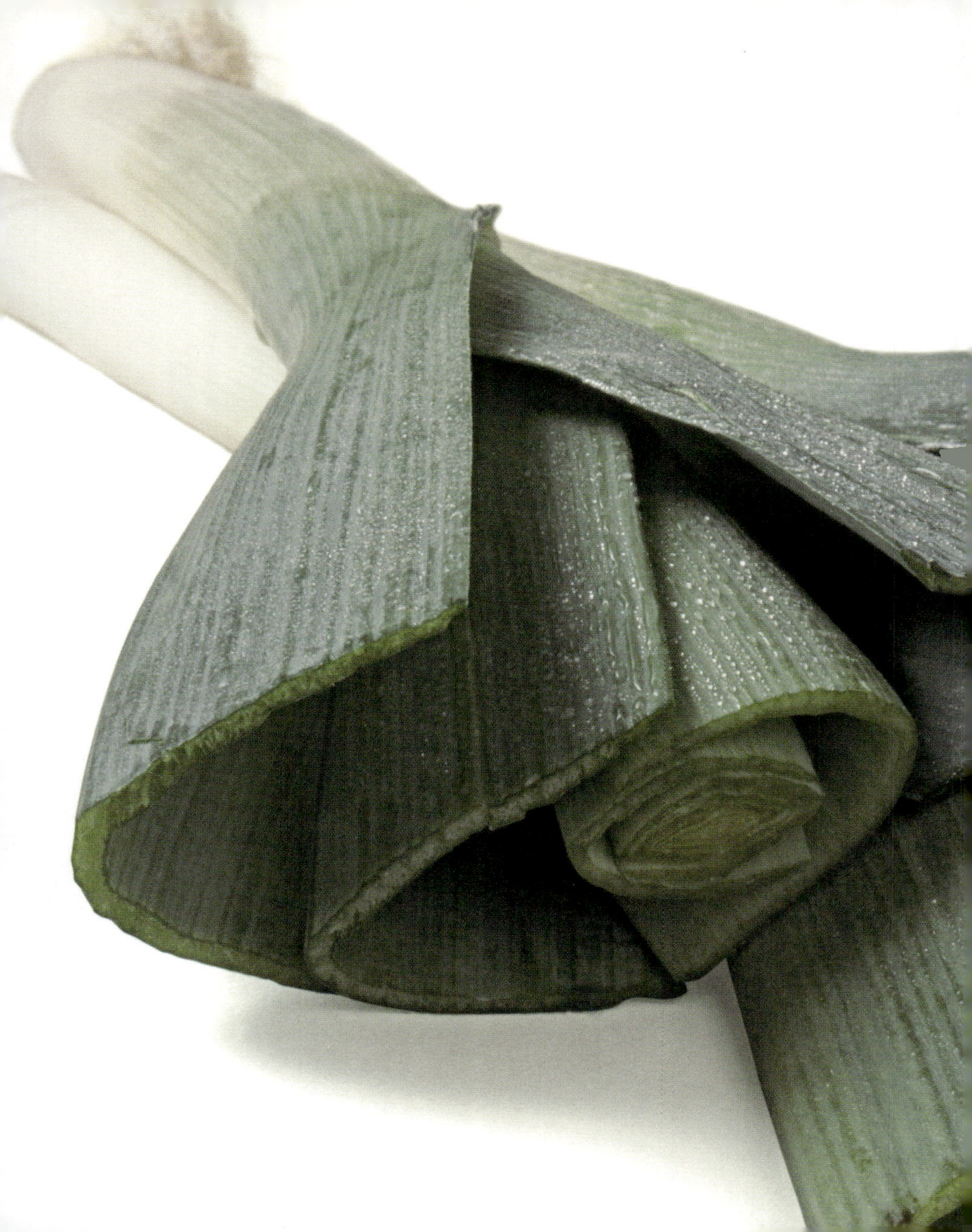

Burger mit Meerrettich-Käse-Soße

2 Knoblauchzehen, mit 1/2 TL Salz zerrieben
2 EL Butter
1 kleines Baguette, der Länge nach halbiert und nochmals jeweils durchgeschnitten
80 g Sauerrahm
100 g geriebener Cheddar oder ein anderer würziger Hartkäse
1 EL Meerrettich
1 TL Chilis (frisch oder etwas geringere Menge getrocknet)
500 g Hackfleisch
Salz, Pfeffer
Öl

Knoblauch und Butter erhitzen, schmelzen und die Baguettehälften damit einpinseln. Etwas angrillen. Sauerrahm und Käse in einem Topf erhitzen, schmelzen, Meerrettich und Chilis einrühren (nicht kochen). Aus dem Fleisch, Salz und Pfeffer 4 Burger formen. Mit etwas Öl in der Pfanne braten oder grillen. Die Brotscheiben damit belegen und darüber die Käsesoße geben.

Fränkisches Hochzeitsessen

1 kg Ochsenbrust
1/2 Stange Lauch
1 Karotte
2 Zwiebeln
1 Scheibe Sellerie

Auch bei Fleischgerichten mit Meerrettich gehören meist noch andere Gemüsesorten dazu.

Salz, frischer Pfeffer
2 kleine Stangen Meerrettich
500 ml Milch
1 Prise Zucker
Zitronensaft
1 Eigelb
2 EL Schlagsahne
4 EL Mehl
Butter

Zum Kochen des Fleisches einen großen Topf mit Wasser aufsetzen. Hinein kommen Lauch, Karotte, eine halbe Zwiebel, Sellerie und Salz. Wenn der Wurzelsud kocht, das Fleisch hinzugeben und etwa 2 Stunden leicht wallen lassen. Für die Meerrettichsoße den Meerrettich reiben und 1 Zwiebel ganz fein hacken. In etwas Butter leicht andünsten, mit Mehl bestäuben und mit 1/4 Liter vom Wurzelsud und der Milch aufgießen. Unter Umrühren leicht aufkochen. Die Soße mit Salz, Pfeffer und etwas Zucker abschmecken. Je nach Geschmack maximal 2 Teelöffel Zitronensaft zugeben. Eigelb mit Sahne verquirlen und in die Soße rühren, die dann nicht mehr kochen darf.
Dies ist Hauptbestandteil des Fränkischen Hochzeitsessens. Zum Rindfleisch werden breite Nudeln und Preiselbeeren serviert.

Geflügel mit Meerrettichgemüse

1 Brathähnchen, ausgenommen
Saft von 1 Zitrone
1 Sellerie
1 Lauchstange
4 Pellkartoffeln
1 St. Meerrettichwurzel, 10 cm
1 Karotte
1 Ei
2 EL Milch
Brathähnchen-Gewürz
Butter (weich) zum Ausstreichen

Der Geflügelbauch wird innen mit dem Zitronensaft ausgestrichen und anschließend mit dem in Streifen geschnittenen Gemüse (Sellerie, Lauch, Kartoffel, Meerrettich und Karotte) gefüllt.
Das Ei wird mit der Milch verquirlt und die Mischung ebenfalls in den Geflügelbauch gegeben. Das Brathähnchen wird mit der Gewürzmischung eingerieben und mit der Butter eingepinselt.
Im Backofen bei ca. 200 °C ca. 45 Minuten goldbraun knusprig backen.

Grünkohlauflauf mit Meerrettichkruste

1 kg Grünkohl
500 g Zwiebeln
50 g Schweineschmalz
800 g Kasseler mit Knochen (vom Fleischer ausgelöst, die Knochen grob gehackt), 50 g geräucherte Schweineschwarte
250 ml Brühe
Pfeffer, Salz, geriebene Muskatnuss, 1 EL mittelscharfer Senf
50 g Meerrettich
70 g Semmelbrösel
1 1/2 EL Créme fraîche
30 g Butter oder Margarine

Grünkohl putzen, gründlich waschen, 3 Minuten in kochendem Wasser vorgaren, gut abtropfen lassen, dann fein hacken. Zwiebeln würfeln. Schmalz in einem großen Topf erhitzen. Kasselerknochen und Schwarte darin kurz anbraten und herausnehmen. Zwiebeln hineingeben, glasig dünsten. Grünkohl nach und nach dazugeben. Knochen und Schwarte wieder in den Topf geben, mit Brühe auffüllen, zugedeckt bei mittlerer Hitze 1 Stunde garen. Mit Pfeffer, Salz, Muskatnuss und Senf würzen. Meerrettich mit Semmelbrösel und Crème fraîche verkneten. Kasseler in 1/2 cm dicke Scheiben schneiden, pfeffern. Nach Ende der Garzeit Knochen und Schwarte entfernen. Grünkohl und Kasseler in eine feuerfeste Form schichten, mit Grünkohl abschließen. Mit Meerrettichmasse bestreuen und mit zerlassenem Fett beträufeln. Im Backofen ca. 15 Minuten bei 200–220 °C überbacken.

Ingwer-Schweinefleisch mit Limettensoße

750 g mageres Schweinefleisch ohne Knochen, in 2,5 cm große Würfel geschnitten
3 EL Sojasoße
1 Knoblauchzehe, zerdrückt
1/2 TL schwarzer Pfeffer, frisch gemahlen
1/2 TL Zucker
1 TL Ingwerwurzel, sehr fein gehackt
1 TL Erdnussöl

Für die Limettensoße:

40 g Meerrettich, gerieben
65 ml Limettensaft
65 g Mayonnaise
100 g Joghurt
Salz, Pfeffer

Alle Zutaten für die Soße in einer säurebeständigen Schüssel vermischen. In einem fest verschlossenen Glas über Nacht in den Kühlschrank stellen, damit die Aromen verschmelzen können.
Die Fleischwürfel mit den anderen Zutaten in einer Glasschüssel vermischen und 2 Stunden durchziehen lassen, dabei mehrmals wenden.
Den Backofen auf 170 °C vorheizen. Die Fleischstücke in einer Lage nebeneinander in einem Bräter verteilen und 1 Stunde im Backofen braten, dabei zwischendurch mehrmals wenden.
Mit der Limettensoße servieren.

Kalbstafelspitz mit Grießnockerl und Apfelkren

1 Kalbstafelspitz (sonst auch Rindertafelspitz)
200 g Rindermarkknochen
2 Karotten
1/2 Knolle Sellerie
1 Stange Lauch
Muskatnuss, gerieben
Pfefferkörner
Lorbeerblätter
3 Zwiebeln mit Schale
Schnittlauch

Für den Apfelkren:

6 Jonagold-Äpfel
1 Zitrone
Salz, Pfeffer
1/2 Stange Kren (Meerrettich)

Für die Grießnockerl:

50 g Butter
1 Ei
100 g Grieß
Salz, geriebene Muskatnuss

Den Tafelspitz und die blanchierten Rinderknochen (das Mark vorher entfernen, da es als Suppeneinlage benötigt wird) mit kaltem Wasser auf-

setzen. Die Gemüse und Gewürze beigeben und langsam köcheln lassen, bis der Tafelspitz gar ist – je nach Größe dauert das ca. 2 1/2 Stunden. Die Brühe aufbewahren.
Für den Apfelkren die geschälten Äpfel mit einer feinen Reibe schaben, Zitronensaft dazugeben, mit Salz und Pfeffer würzen und den geschälten und geriebenen Meerrettich daruntermengen.
Für die Grießnockerl die Butter mit dem Ei schaumig rühren und den Grieß untermengen. Das Ganze salzen und mit Muskat abschmecken. Mit einem Esslöffel die Nockerl formen und diese in kochendem Salzwasser ca. 10 Minuten kochen. Den Topf vom Feuer nehmen und die Nockerl im Wasser noch ca. 10 Minuten ziehen lassen.
Die Brühe passieren, aufkochen lassen und eventuell noch einmal mit Salz und Muskat abschmecken. Den Tafelspitz gegen die Faser in ca. 1 cm dicke Scheiben schneiden. In der Terrine die Brühe mit dem Tafelspitz, den Grießnockerl und den Rindermarkscheiben anrichten.
Serviert wird zunächst die Brühe mit den diversen Einlagen, anschließend dann der Tafelspitz mit dem Apfelkren.

Kasseler in Meerrettich-Käse-Soße

1 Glas Sahnemeerrettich
1 großer Becher saure Sahne
2 Packungen Frischkäse
800 g Kasseler

Meerrettich, saure Sahne und den Frischkäse vermengen. Kasseler in Scheiben schneiden.

Nun alles in eine Auflaufform schichten: Fleisch, Käsemasse, Fleisch, … Das Ganze im Backofen bei ca. 200 °C ca. 45 Minuten durchgaren.

Lammfleisch mit Meerrettichsoße

1 kg Lammhals
2 große Zwiebeln
1 Bd. Suppengrün
Salz nach Geschmack
5 altbackene Brötchen
1 kleine Stange Meerrettich
1 Ei, Milch

Lammfleisch, Zwiebeln, Suppengrün und Salz etwa 2 Stunden bei guter Hitze kochen, ab und zu abschäumen.

Meerrettichsoße:
5 altbackene Brötchen in Würfel schneiden und mit der warmen Lammfleischbrühe übergießen. Mit einem Schneebesen gut verrühren, bis eine dickflüssige Masse entsteht. Diese mit etwas Salz abschmecken und aufkochen lassen. Herd auf schwache Hitze schalten, eine kleine Stange Meerrettich schälen, fein reiben und in die Soße geben (vorsichtig, damit es nicht zu scharf wird). Zum Schluss ein Ei mit etwas Milch aufschlagen und zugeben. Soße darf anschließend nicht mehr aufkochen.
Dazu reichen Sie Bandnudeln oder Salzkartoffeln und süßsauren Kürbis.

Meerrettich-Rinderrouladen

200 g Karotten
4 Rinderrouladen à 200 g
Salz, Pfeffer
2 Scheiben gekochter Schinken à 30 g
40 g Meerrettich aus dem Glas
3 EL Öl
150 g Zwiebeln
2 Lorbeerblätter
150 g Crème fraîche
1 TL Soßenbindemittel

Karotten schälen, grob raspeln. Rouladen salzen und pfeffern. Schinkenscheiben halbieren, auf die Rouladen legen, mit je 1 Teelöffel Meerrettich bestreichen. Die Karotten darauf verteilen. Rouladen aufrollen, mit Holzstäbchen zusammenstecken. Im heißen Öl bei guter Hitze 10–11 Minuten anbraten. Zwiebeln würfeln, mit dem Lorbeer zum Fleisch geben. Etwa 250 ml Wasser dazugießen und zugedeckt ca. 1 1/2 Stunden bei kleiner Hitze schmoren. Im Schnellkochtopf verkürzt sich die Garzeit auf ca. 30 Minuten. Rouladen warm halten. Den Sud mit dem restlichen Meerrettich und der Crème fraîche aufkochen. Mit Soßenbindemittel binden, mit Salz und Pfeffer abschmecken. Die Rouladen mit der Soße anrichten. Dazu passen Lauch mit zerlassener Butter und Semmelbröseln und Salzkartoffeln.

Roastbeef mit Meerrettichsahne

1,2 kg Roastbeef
2 kleine Zwiebeln
1 Knoblauchzehe
1 Bd. Petersilie
1 TL Thymian
1 EL Rosmarin
1 EL scharfer Senf
5 EL Öl
Salz, schwarzer Pfeffer
200 g frischer Meerrettich
200 g Schlagsahne

Die Fettschicht des Roastbeef rautenförmig einschneiden. Die Zwiebeln schälen und in eine Schüssel reiben. Den Knoblauch dazu drücken. Die Kräuter fein hacken. Alles mit dem Senf, 2 Esslöffeln Öl, Salz und Pfeffer mischen. Das Fleisch damit einreiben und etwa 1 Stunde kalt stellen. Den Backofen auf 250 °C vorheizen. Das restliche Öl in der Fettpfanne erhitzen. Das Fleisch dann darin anbraten. Mit der Fettseite nach oben bei 180 °C im Backofen (Mitte) etwa 30 Minuten braten. Dann den Backofen ausschalten und das Roastbeef etwa 15 Minuten ziehen lassen.
Den Meerrettich schälen und fein reiben. Die Sahne steif schlagen, den Meerrettich daruntermischen, mit Salz und Pfeffer abschmecken.
Das Fleisch möglichst dünn aufschneiden. Den Meerrettichsahne dazu reichen.

Tafelspitz mit Gemüse und Salzkartoffeln
(Zutaten für 4–6 Personen)

Für den Tafelspitz und die Brühe:

1 Stange Lauch
2 große Karotten
3/4 Sellerieknolle
2 Zwiebeln
1 EL Salz
500 g Rinderknochen
1 kg Tafelspitz

Für die Soße:

100 g frischer Meerrettich
125 ml Milch
125 g Sahne
1 EL Butter, 1 EL Mehl (gestrichen)
Salz und Pfeffer aus der Mühle
1 Prise Zucker

Für das Gemüse:

2 mittelgroße Karotten
1 Zucchino
1 kleiner Broccoli
50 g Butter
1,2 kg Kartoffeln

Tafelspitz und Brühe:

Den Lauch putzen, waschen und in grobe Stücke schneiden. Die Karotten, den Sellerie und die Zwiebeln schälen und in 3 Liter Wasser und einem Esslöffel Salz in einem Topf zum Kochen bringen. Die Knochen unter fließendem Wasser abspülen und dazugeben. Sobald das Wasser leicht kocht, den abgewaschenen Tafelspitz hinzufügen. Das Ganze zugedeckt 2 Stunden ziehen lassen. Das Wasser darf dabei nicht kochen, es soll nur sieden.

Gemüse:

Karotten und Zucchino in Scheiben schneiden und mit etwas Brühe leicht blanchieren; die Broccoliröschen hinzugeben. Anschließend Butter erhitzen und das Gemüse darin schwenken, mit etwas Brühe aufgießen und leicht sieden lassen. Mit Salz und Pfeffer aus der Mühle abschmecken. Kartoffeln schälen und in Salzwasser kochen

Soße:

Den Meerrettich waschen und schälen, in eine Schüssel reiben und sofort 2–3 Esslöffel Milch dazugeben.

Etwa 125 ml Fleischbrühe aus dem Topf entnehmen und abkühlen lassen. In einem kleinen Topf Butter schmelzen, mit Mehl anschwitzen und mit Brühe ablöschen. Die Milch hinzugeben, alles kräftig verquirlen und zu einer leicht sämigen Soße köcheln. Zum Schluss den Meerrettich einrühren (nicht mehr kochen lassen) und mit Salz, Pfeffer und einer Prise Zucker abschmecken.

Den Tafelspitz in Scheiben schneiden, das Gemüse und die Salzkartoffeln auf dem Teller anrichten und mit der Meerrettichsoße servieren.

Putenkeule mit Meerrettichkruste

1,2 kg Putenoberkeule
Salz, weißer Pfeffer
2 mittelgroße Zwiebeln
1 1/2 TL Instant-Hühnerbrühe
1 großes Bd. Suppengrün
250 g Champignons
1 TL Thymian
1 Bd. Schnittlauch
1 EL Öl
50 g geriebener Meerrettich (Glas)

Fleisch waschen und trocken tupfen. Mit Salz und Pfeffer würzen. Zwiebeln schälen und vierteln. Mit der Keule in einen Bräter legen. Im vorgeheizten Backofen bei ca. 175 °C 2–2 1/2 Stunden braten. Instant-Brühe in 375 ml heißem Wasser auflösen. Nach und nach angießen.
Gemüse und Pilze putzen und waschen. Gemüse klein schneiden. Pilze halbieren. Alles nach ca. 1/2 Stunden Bratzeit zur Keule geben. Eventuell noch etwas Brühe angießen. Gemüse mit Salz, Pfeffer und Thymian würzen.
Schnittlauch waschen, in Röllchen schneiden. 3/4 vom Schnittlauch, Öl und Meerrettich verrühren. 10 Minuten vor Ende der Bratzeit auf den Braten streichen.
Alles anrichten. Gemüse mit Rest Schnittlauchröllchen bestreuen.
Dazu passen Salzkartoffeln.

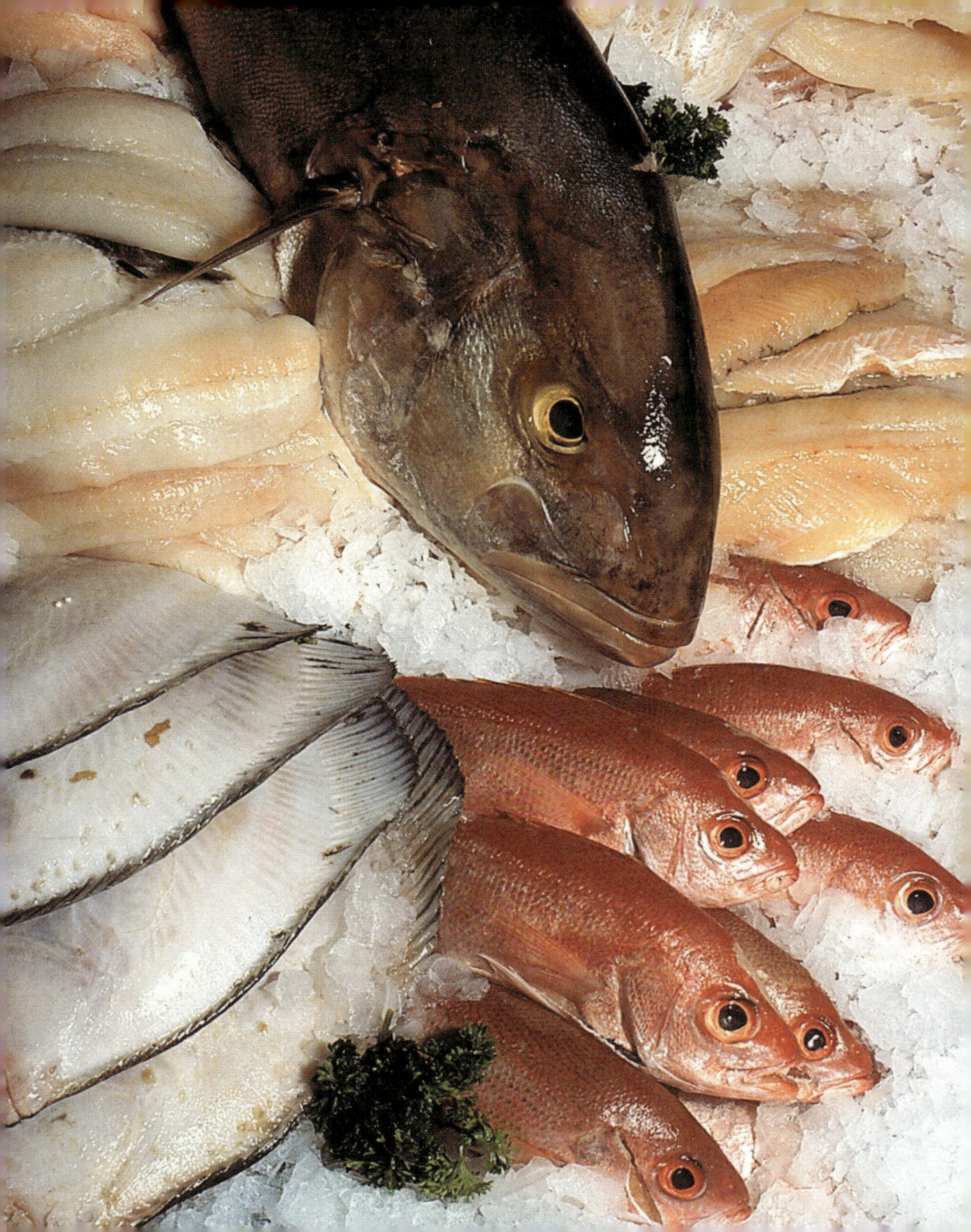

Fisch

Dorsch mit Meerrettich gedünstet

(Zutaten für 3 Personen)
500 g Fischfilet
1 EL Butter
150 g Meerrettich
Salz
4 EL Essig
375 g saure Sahne
1 EL Butter
1 EL Mehl
Kräuter
600 g Kartoffeln

Den Boden einer tiefen, mit Butter ausgestrichenen Pfanne mit einer dünnen Schicht geriebenem Meerrettich bedecken. Darauf in zwei Schichten den in Portionsstücke geschnittenen rohen Fisch legen und jede Schicht mit geriebenem Meerrettich bestreichen. Reichlich 500 ml gesalzenes Essigwasser darübergießen und alles etwa 45 Minuten zugedeckt auf kleiner Flamme dünsten. Vorsicht, damit der Fisch nicht zerdrückt wird, einen Teil der Brühe abgießen. Die abgegossene Brühe mit saurer Sahne verrühren und nochmals erhitzen. Nun mit Butter vermischtes Mehl einrühren und aufkochen lassen. Die Soße durchseihen, den Fisch damit begießen und noch 5 Minuten ziehen lassen. Mit gewiegten Kräutern bestreuen und mit Salzkartoffeln garnieren.

Fischpfanne

750 g bereits entgräteter Fisch
2 gekochte kleine Rote Bete
3 Eier
2 Zwiebeln
2 EL geriebener Meerrettich
1 EL gehackter Kümmel
250 g saure Sahne
80 g Margarine
Semmelmehl
Salz
Pfeffer
Butter

Fisch, Rote Bete und Zwiebeln zerkleinern. Die Margarine schaumig rühren, Eier, Semmelmehl, Meerrettich und Kümmel hinzugeben, mit dem Fisch, Roten Rüben, Zwiebeln und saurer Sahne verrühren und pikant abschmecken. Geben Sie die Masse in eine gefettete Form und obenauf einige Butterflocken. Im vorgewärmten Ofen backen Sie die Fischpfanne bei Mittelhitze ca. 40 Minuten.

Forellen-Quiche

- 300 g TK-Blätterteig
- 4 geräucherte Forellenfilets
- 80 g Butter
- 200 g frischer Blattspinat
- 8 Stangen grüner Spargel
- 1 großer Bd. Dill
- 100 g Crème fraîche
- 2 Eigelb
- 1 gehäufter EL frisch geriebener Meerrettich
- Salz, weißer Pfeffer aus der Mühle
- 1 EL Zitronensaft

Den Blätterteig auftauen lassen und auf einem bemehlten Backbrett zu einer runden Platte von etwa 36 cm Durchmesser ausrollen. Eine runde Auflaufform (ca. 30 cm Durchmesser) kalt abspülen. Mit dem Blätterteig belegen und einen Rand andrücken. Die Fläche ein paarmal mit der Gabel einstechen. Die Forellenfilets im Backofen leicht erwärmen, Haut abziehen. Filets längs in der Mitte teilen. Den Blätterteig mit zerlassener Butter bestreichen und sternförmig 8 Strahlen mit Spinatblättern belegen, die kurz in siedend heißes Wasser getaucht wurden. Darauf Forellenfilets anordnen, dazwischen je einen Spargel legen, der kurz im kochenden Salzwasser blanchiert wurde. Vom Dill harte Stängel entfernen, die Spitzen fein hacken, mit Crème fraîche, den Eigelben, Meerrettich, Salz Pfeffer und Zitronensaft würzen. Dillsahne auf dem Blätterteig verteilen und im vorgeheizten Backofen bei 220 °C 20–25 Minuten backen.

Gratinierte Lachsschnitzel

4 Lachsstücke à 160 g
4 Tomaten
3 EL Meerrettich (Glas)
50 g Butter
1 Eigelb
100 g Toastbrot, frisch gerieben oder fein gewürfelt
2 Schalotten
40 ml Wermut
200 ml Fischfond
250 g Schlagsahne
1 Bd. Schnittlauch
100 g Gemüsewürfel (Sellerie, Karotten, Lauch)
Salz, Pfeffer

Tomaten blanchieren, abschrecken, in Scheiben schneiden und entkernen. Meerrettich in Passiertuch ausdrücken, Saft auffangen und aufbewahren. Butter und Eigelb schaumig rühren. Meerrettich und Toastbrot dazugeben und abschmecken. Lachs mit Tomatenscheiben belegen, würzen und mit Meerrettichpaste bestreichen. Fein geschnittene Schalotten mit Wermut verkochen. Mit Fischfond auffüllen, um die Hälfte einkochen und passieren. 200 g Sahne dazugießen, um 1/2 reduzieren. Mit Meerrettichsaft abschmecken, die restliche geschlagene Sahne unterheben. Schnittlauchröllchen und blanchierte Gemüsewürfel beigeben. Lachs goldgelb überbacken (darauf achten, dass Garzeit und Bräunung der Kruste übereinstimmen). Auf vorgewärmte Teller geben, mit Soße umgießen.

Grillierte Steinbuttschnitzel

(Zutaten für 4 Personen)

700 g Steinbutt
Öl
400 g Nudeln
200 g Doppelrahm-Frischkäse
Meerrettich
Salz, Pfeffer aus der Mühle

Steinbutt in gleich große Schnitzel schneiden, mit Salz und Pfeffer würzen und mit Öl gut einstreichen. Die gewürzten und geölten Steinbuttschnitzel in der sehr heißen Grillpfanne etwa 3 Minuten grillieren, sodass sie ein schönes Grillmuster erhalten. Mit der grillierten Seite nach oben auf ein mit Öl ausgestrichenes Kuchenblech legen und im auf 200 °C vorgeheizten Ofen 6–7 Minuten fertig garen. Die Nudeln in Salzwasser al dente kochen, abgießen und gut abtropfen lassen. Den Doppelrahm-Frischkäse aufkochen, die abgetropften Nudeln zusammen mit dem geriebenen Meerrettich dazugeben, gut mischen und abschmecken.
Die Nudeln auf vorgewärmte Teller geben, die grillierten Steinbuttschnitzel darauf anrichten. Nach Belieben mit Tomatenwürfelchen und einem Kräuterbouquet garnieren.

Hecht in Meerrettich

2 Hechte (ca. 750–1000 g)
750 ml Wasser
Salz
1 Zwiebel
1 TL Fischgewürz
40 g Butter
40 g Mehl
250 ml Fischfond
250 ml Milch
4 EL geriebener Meerrettich
1 PriseZucker
1 EL Butter

Wasser mit Salz, Zwiebel und Fischgewürz zum Kochen bringen. Hechte darin bei schwacher Hitze 10–15 Minuten ziehen lassen. Aus Butter und Mehl eine helle Mehlschwitze bereiten. Mit Fischsud und Milch aufgießen. Mit Meerrettich und etwas Zucker abschmecken. Die fertigen Hechte in die Soße legen, den Esslöffel Butter in Flöckchen darübergeben und noch ca. 10 Minuten ziehen lassen.

Lachsauflauf

750 g Kartoffeln
250–300 g geräucherter Lachs
200 g Schlagsahne
1 EL Meerrettich

Salz
Pfeffer
Petersilie
Butter

Die Kartoffeln kochen und in Scheiben schneiden. In einer Auflaufform zuerst Kartoffeln und dann Lachs schichten. Sahne, Meerrettich, Salz und Pfeffer verrühren und als nächste Schicht auf die Kartoffeln geben. Als oberste Schicht kommen Kartoffeln. Zum Würzen noch etwas Petersilie und ein paar Butterflocken daraufstreuen. Bei 220 °C (Ober/Unterhitze) oder 200 °C (Heißluft) für ca. 30 Minuten im Ofen backen.

Lachsschnitte mit Sauergemüse und Senfsoße

(Zutaten für 2 Personen)

2 Lachskoteletts à 200 g
Zitronensaft
200 g Karotten
300 g Zucchini
50 g Butter
2 EL Kräuteressig
1 Prise Zucker
Salz, Pfeffer
250 ml Fischfond (Glas)
150 g Crème fraîche
1 EL geriebener Meerrettich
1 TL Senf

2 EL Schnittlauchröllchen
1 EL gehackte Petersilie

Lachskoteletts mit Zitronensaft beträufeln, zugedeckt ziehen lassen. Karotten und Zucchini putzen, zu kleinen Würfeln schneiden. Karotten in Butter 10 Minuten dünsten, dann die Zucchini, Essig, etwas Salz, Pfeffer und eine Prise Zucker dazugeben. Gemüse in etwa 5 Minuten gar dünsten. Während das Gemüse dünstet, Fischfond aufkochen, Lachskoteletts salzen und pfeffern, in den Fond legen und in etwa 10 Minuten gar ziehen lassen. Herausnehmen, warm stellen. Crème fraîche mit dem Schneebesen unter den Fond schlagen, sämig einkochen. Meerrettich, Senf und Schnittlauch hineinrühren, salzen und pfeffern. Petersilie unter das Gemüse mischen, mit der Soße zum Lachs auftragen.

Lachs-Spinat-Lasagne

2 kleine Zwiebeln
2 Knoblauchzehen
Olivenöl
600 g Blattspinat, frisch gekocht oder Tiefkühl-Produkt, aufgetaut und abgetropft
Salz und Pfeffer
400–500 g Lachsfilet
Saft 1 Zitrone
1 EL Kräuter der Provence
etwas Weißwein oder Rosé
3 Becher Schmant

600 ml Milch
3 EL Sahnemeerrettich
1 Bd. Dill, gehackt
1 Bd. Petersilie, gehackt
Parmesankäse
Butter zum Ausstreichen der Auflaufform
12–16 Lasagneblätter
Mozzarella (nach Bedarf)

Die Zwiebeln und den Knoblauch schälen, hacken und in einem Topf in Olivenöl andünsten. Den Spinat dazugeben, salzen und pfeffern und alles 3 Minuten dünsten lassen.
Fisch abspülen und trocken tupfen. Salzen, pfeffern und mit Zitronensaft beträufeln. In einer Pfanne anbraten, dabei mit einem Kochlöffel in kleine Stücke zerpflücken. Mit Kräutern der Provence würzen und mit einem kräftigen Schuss Wein ablöschen.
Den Schmant mit der Milch, dem Meerrettich, den gehackten Kräutern und Parmesankäse mischen. Mit Salz, Pfeffer und Zitronensaft abschmecken. Den Backofen auf 200 °C vorheizen.
Eine rechteckige Auflaufform mit Butter einfetten. Zuerst eine dünne Schicht Schmantsoße hineingeben und verstreichen. Dann abwechselnd die Lasagneblätter, den Spinat, den Fisch und die Soße einschichten. Mit Soße aufhören. Wer gerne Nudeln mag, kann immer je 2 Lagen Nudelblätter übereinanderlegen. Eventuell noch Käse (Parmesan oder Mozzarella) darüber geben und im Backofen 45 Minuten backen.

Matjesheringsrollen mit Sahnemeerrettich

3 Äpfel
Zitronensaft
8 milde Matjesfilets (evtl. kurzzeitig in etwas Buttermilch eingelegt, um die Schärfe zu nehmen)
125 g Schlagsahne
4–6 EL Sahnemeerrettich
Salz
1 Prise Zucker
Paprikapulver
Preiselbeeren zum Garnieren

Die Äpfel schälen, das Kernhaus ausstechen, in 8 ca. 1 cm dicke Scheiben schneiden und in den kochenden Zitronensaft geben. Äpfel kurz aufkochen lassen, sodass sie angekocht sind und weiß bleiben. Die Apfelscheiben aus dem Sud nehmen, mit Küchenkrepp abtupfen und völlig erkalten lassen. Auf einer Platte anrichten. Die Matjesfilets (falls eingelegt) aus der Buttermilch nehmen und gut mit Küchenkrepp abtupfen, dann mit Sahnemeerrettich (aus dem Glas) bestreichen und aufrollen.
Jetzt die Röllchen auf die erkalteten Apfelscheiben setzen und gut mit Sahnemeerrettich bestreichen. Mit geschlagener Sahne und Preiselbeeren garnieren und kalt stellen. Gut gekühlt servieren.
Dazu passen Pell- oder Salzkartoffeln.

Rotbarschfilet in Meerrettichkruste mit Nudeln

Für die Nudeln:

2 Zwiebeln
2 Knoblauchzehen
1 Karotte
100 g entsteinte grüne Oliven
2 EL Olivenöl
1 EL Tomatenmark
1 EL Tomatenketchup
150 g Schlagsahne
Salz, weißer Pfeffer aus der Mühle
400 g Tagliatelle (italienische Bandnudeln)
2–3 Zweige Basilikum

Für den Fisch:

2 EL Meerrettich (aus dem Glas)
2 EL weiche Butter
2 EL Semmelbrösel
Salz
600 g Rotbarschfilet
2 EL Olivenöl

Für die Nudeln Zwiebeln, Knoblauch und Karotte schälen und mit den Oliven in kleine Würfel schneiden. Olivenöl erhitzen und die vorbereiteten Zutaten darin kurz andünsten. Tomatenmark, Ketchup und Sahne unterrühren und alles 5 Minuten sanft köcheln lassen, dabei ab und zu umrühren. Die Soße mit Salz und Pfeffer abschmecken, warm halten. Inzwischen reichlich Salzwasser zum Kochen bringen und die Nudeln darin bissfest garen. Die Basilikumblätter von den Zweigen zupfen und fein schneiden. Die Nudeln abgießen und sofort mit der Soße und dem Basilikum vermengen.

Den Grill des Backofens vorheizen. Für den Fisch den Meerrettich mit der Butter cremig verrühren, die Semmelbrösel unterarbeiten. Die Masse mit wenig Salz würzen. Das Rotbarschfilet in 4 gleich große Stücke teilen und salzen. Dann die Filetstücke jeweils auf einer Seite mit der Meerrettichmasse bestreichen. Das Öl in der Pfanne erhitzen und die Fischstücke mit der bestrichenen Seite nach oben hineinsetzen, kurz anbraten. Anschließend den Fisch auf eine hitzebeständige Platte legen und unter dem Grill in etwa 5 Minuten goldbraun gratinieren. Nudeln auf Tellern verteilen und den Fisch darauf anrichten.

Saiblinge mit Krenkruste auf Kartoffel-Lauch-Püree

2–3 EL Kren
60 g Toastbrot ohne Rinde
Salz, Pfeffer
100 g Lauch
350 g Kartoffeln, mehlig kochend
100 ml heiße Milch
Muskatnuss, gerieben
4 Saiblingsfilets ohne Haut
1 Zitrone
100 g Lauchblätter

Butterschmalz
300 g Butter (davon 100 g weich, 50 g flüssig,
50 g kalt, 100 g gebräunt)

Die Butter (100 g) schaumig schlagen und den Kren sowie das in einer Küchenmaschine frisch geriebene Toastbrot unterrühren. Die Masse salzen und pfeffern. Zwischen 2 Klarsichtfolien ca. 3–4 mm dünn ausrollen und dann für 2 Stunden in den Kühlschrank stellen.
Den Lauch waschen, in kleine Stücke schneiden und im kochenden Salzwasser weich garen. Im Eiswasser abschrecken.
Mit der flüssigen Butter (50 g) in der Küchenmaschine fein pürieren. Danach kühl stellen. Die Kartoffeln schälen, klein schneiden und in Salzwasser weich kochen. Die noch heißen Kartoffeln durch die Presse drücken und mit kalter Butter (50 g) verrühren. Nun die Milch dazugießen und vorsichtig unterrühren. Das Püree mit Salz und Muskat abschmecken und dann 3 Esslöffel Lauchpüree unterrühren.
Bei den Saiblingsfilets die Gräten (am besten mit einer Grätenzange) entfernen und die Filets mit Zitronensaft und Salz würzen.
Die im Kühlschrank fest gewordene Kruste in Filetgröße schneiden und auf die Fischfilets legen. Unter dem vorgeheizten Grill gratinieren, die Kruste sollte eine goldgelbe Farbe haben.

Lauchblätter in feine Streifen schneiden und schwimmend in Butterschmalz frittieren. Die Saiblinge mit Kruste auf dem Lauchpüree anrichten und mit etwas frittiertem Lauchstroh garnieren.
Anschließend noch etwas aufgeschäumte braune Butter über das Püree träufeln.

<u>Tomaten-Meerrettich-Fisch</u>

1 kg Fischfilet
5 EL Tomatenmark
5 EL geriebener Meerrettich
Salz, Pfeffer
3 Gewürzgurken
4 Zwiebeln
75 g Butter

Das gewaschene und trocken getupfte Fischfilet in Portionsstücke teilen und in eine leicht gefettete feuerfeste Form legen. Das Tomatenmark mit dem geriebenen Meerrettich mischen und mit Salz und Pfeffer abschmecken.
Die Filetstücke mit Scheiben von Gewürzgurken und Zwiebelringen belegen, mit der Tomaten-Meerrettich-Mischung bestreichen, ein paar Butterflöckchen obenauf setzen und das Gericht etwa 20 Minuten bei mittlerer Hitze im Backofen gar ziehen lassen.
Als Beilage passt Kräuter-Risotto oder Toast und Kopfsalat.

Zander in Meerrettichbutter

1 Stange Lauch
1 kleine Sellerieknolle
3 Karotten
Salz
800 g Zander
1/2 Zitrone
2 EL geriebener Meerrettich
100 g Butter
2 EL gehackte Petersilie

Lauch waschen, Sellerie und Karotten waschen und schälen und in mittelgroße Stücke schneiden, fast bissfest in 2 Liter gesalzenem Wasser garen.
Den Zander in Stücke schneiden, salzen, mit Zitronensaft beträufeln und in der Gemüsebrühe auf niederer Stufe gar ziehen lassen. Fischstücke auf eine vorgewärmte Platte legen.
Meerrettich mit dem Schneebesen in zerlassene Butter rühren, den Fisch damit begießen und das Gemüse dem Fisch beilegen. Das Ganze eventuell nachsalzen und mit Petersilie bestreuen.
Zu dem Gericht passt Kartoffelpüree.

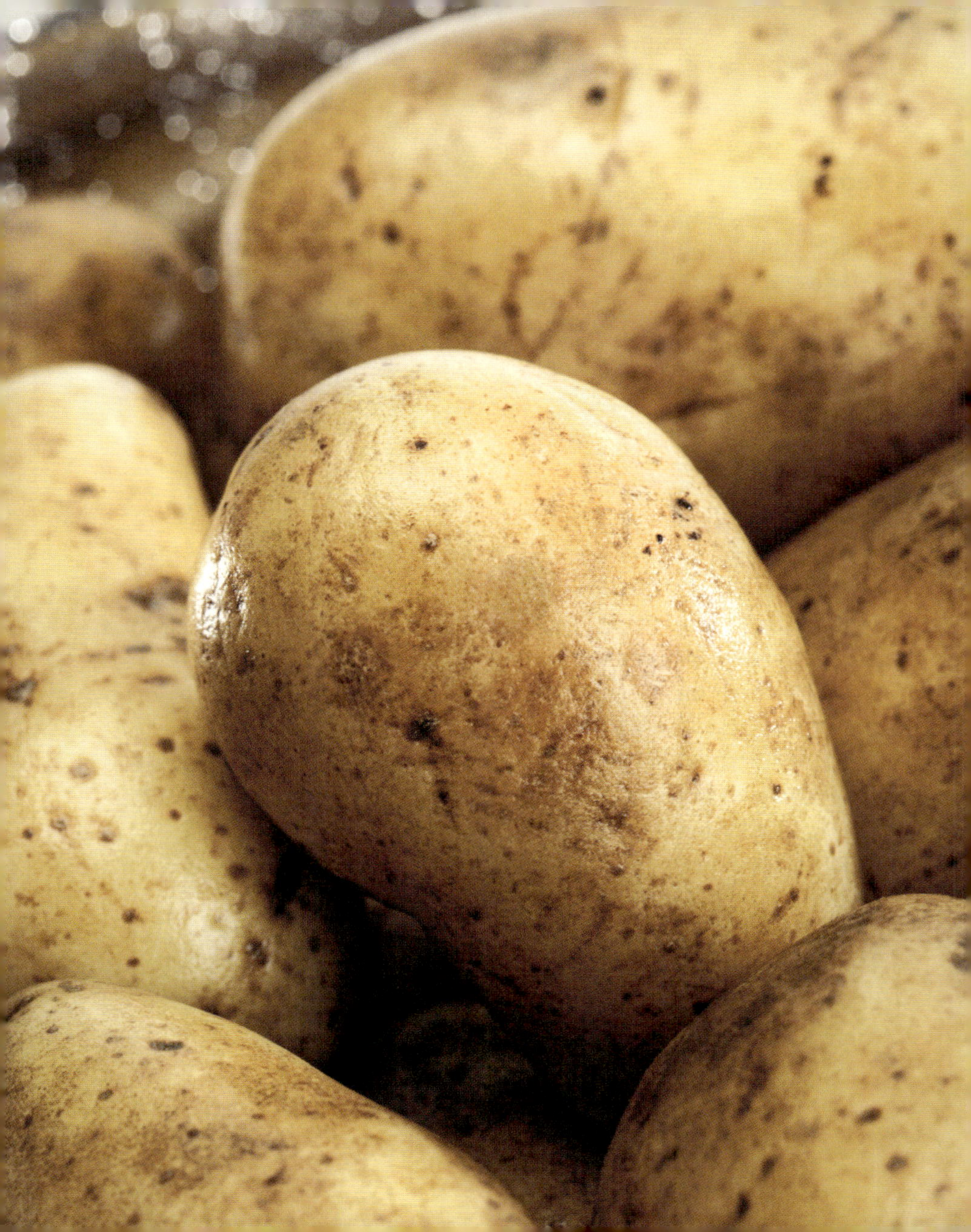

Vegetarisches

Folienkartoffeln mit Meerrettichbutter

(Zutaten für 6 Portionen)

6 große Kartoffeln (ca. 1 kg)
Salz
50 g frischer Meerrettich
1–2 TL Zitronensaft
1 Bd. Dill
150 g Butter
Salz, Pfeffer aus der Mühle
1 Spritzer Worcestershiresauce

Die Kartoffeln mit der Bürste unter fließendem Wasser gründlich schrubben, mit der Schale in kochendem Salzwasser 20 Minuten vorgaren.
Den Meerrettich waschen, schälen, auf der Haushaltsreibe (oder in der Küchenmaschine) fein reiben, sofort mit Zitronensaft beträufeln.
Dill hacken, 1 Teelöffel Dill mit Meerrettich unter die Butter rühren, mit Salz, Pfeffer und Worcestershiresauce würzen. Butter in Alufolie zur Rolle formen, 15 Minuten ins Gefrierfach geben.
Die Kartoffeln einzeln in Alufolie wickeln, im vorgeheizten Backofen bei 200 °C 20–25 Minuten backen.
Butter vor dem Servieren aus der Folie nehmen, im restlichen Dill wälzen und in 12 Scheiben schneiden.
Die Folie der Kartoffeln etwas öffnen, die Kartoffeln kreuzweise einschneiden. Zu jeder Kartoffel 2 Scheiben Butter servieren.

Gefüllte Paprika mit Meerrettich-Reis

5 gelbe Paprikaschoten
3 Tassen Reis
200 g Spinat, gekocht
1 mittelgroße Zwiebel
2 Knoblauchzehen
100 g Meerrettich, fein gerieben
Salz, Pfeffer
2 TL Sonnenblumenöl
1 l Gemüsebrühe

Die Paprikaschoten waschen, Deckel abschneiden und aushöhlen. Den Reis kochen. Danach den gegarten Spinat mit der klein gehackten Zwiebel, den sehr fein gehackten Knoblauchzehen, dem Meerrettich und dem Reis vermengen, mit Salz und Pfeffer abschmecken und in die Schoten füllen. Die Schoten außen mit Sonnenblumenöl einreiben, die Deckel aufsetzen und in der Gemüsebrühe bei kleiner Hitze kochen, bis die Paprikaschoten weich sind.

Kartoffeln mit Blumenkohl

(Zutaten für 3 Portionen:)

800 g mehlig kochende Kartoffeln
Salz
800 g Blumenkohl
1/3 Stange frischer Meerrettich
1 TL Butter
250 g Schlagsahne
weißer Pfeffer
Muskatnuss, gerieben

Die Kartoffeln würfeln, mit 125 ml Wasser und Salz in einem Topf einmal aufkochen und zugedeckt bei schwacher Hitze 10 Minuten garen.
Den Blumenkohl in Röschen teilen. Die zarten Blumenkohlblättchen beiseitelegen. Den Meerrettich reiben und zugedeckt beiseitestellen.
Den Blumenkohl auf die Kartoffeln legen, erneut aufkochen und weitere 10 Minuten garen. Nun den Blumenkohl herausnehmen und in einer vorgewärmten Schüssel warm halten. Die Butter und die Sahne zu den Kartoffeln geben und einmal aufkochen. Den Meerrettich daruntermischen. Die Kartoffeln mit Pfeffer und Muskat abschmecken, zum Blumenkohl geben und alles vorsichtig mischen.
Die Blumenkohlblättchen hacken und darüberstreuen.

Meerrettich-Karotten-Kartoffel-Bratlinge

(Zutaten für 2 Personen)

600 g Kartoffeln
2 mittelgroße Karotten
1 TL oder mehr Meerrettich
Salz, Pfeffer
Petersilie
evtl. etwas Schlagsahne, Mehl

Kartoffeln kochen, zerstampfen oder grob reiben. Karotten raspeln und zu der Kartoffelmasse geben. Meerrettich nach Belieben zugeben. Salzen, pfeffern und Petersilie dazugeben.

Alles zu einem Teig verkneten. Wenn die Kartoffeln sehr fest sind, etwas Sahne zugeben, um den Teig geschmeidig zu machen. Umgekehrt, wenn der Teig zu weich geraten ist, etwas Mehl zugeben.

Bratlinge formen und in der Pfanne von beiden Seiten leicht braun anbraten.

Dazu einen Salat reichen.

Meerrettich-Ravioli

200 g Mehl
1 Ei
Salz
1 TL Olivenöl
100 g Ricotta
20 g Meerrettich, frisch gerieben
Pfeffer
Muskatnuss, gerieben
1 Eigelb

Mehl, Ei, Salz und Öl zu einem glatten Teig kneten und mindestens 1 Stunde im Kühlschrank ruhen lassen. Den mit Mehl bestäubten Teig mit der Nudelmaschine zu sehr dünnen und gleichmäßig großen Teilen ausrollen.
Ricotta und Meerrettich miteinander verrühren und mit Salz, Pfeffer und Muskat würzen. Die Füllung in kleinen Portionen auf die Hälfte der Teigbänder setzen, die Zwischenräume mit Eigelb bepinseln, eine Teigplatte darüberlegen und andrücken.
Mit einem Ausstecher (Durchmesser ca. 3 1/2 cm) Ravioli ausstechen und die Ränder durch leichtes Zusammendrücken verschließen.
Die Ravioli können in einer größeren Menge hergestellt, in der Tiefkühltruhe aufbewahrt und später direkt ins kochende Wasser gegeben werden.

Stangenspargel mit Pellkartoffeln

800 g kleine Pellkartoffeln, geschält
2 kg Spargel
4 Eier
1 Tasse Spargelfond
1 Tasse Weißwein
4 EL Senf
7 EL Kräuteressig
1 Tasse Öl
2 Zwiebeln
2 Tassen Kräuter
Salz, Pfeffer, Cayennepfeffer
250 g Crème fraîche
1 Bd. Estragon, klein gehackt
1 Bd. Petersilie, klein gehackt
4 EL Meerrettich, frisch gerieben
1 EL Zitronensaft
1 PriseZucker

Kartoffeln in der Schale kochen. Spargel kochen, abtropfen lassen, anrichten. Eier hart kochen. Spargelfond, Weißwein, Senf, Essig glatt rühren. Öl tropfenweise einrühren. Zwiebeln, Eier, Kräuter hacken und einrühren. Mit Salz, Pfeffer, Zucker, Cayennepfeffer abschmecken.
Soße über den Spargel verteilen, Kartoffeln darauf anrichten. Crème fraîche, Estragon und Petersilie, Meerrettich, Zitronensaft miteinander verrühren. Mit Salz, Pfeffer, Zucker, Cayennepfeffer abschmecken.

Soßen, Creme, Dip

Apfel-Meerrettich-Soße

3 EL Crème fraîche (oder Frischkäse)
3 EL Meerrettich, fein gerieben
1 mittelgroßer Apfel
2 EL Schlagsahne
Salz
Zitronensaft

Crème fraîche mit Meerrettich verrühren. Den geriebenen Apfel zur Masse geben und zuletzt die geschlagene Sahne unterheben. Mit Salz und Zitronensaft abschmecken.

Kräutersoße

150 g saure Sahne
150 g Joghurt
2 EL Remoulade
Saft von 1/2 Zitrone
1 EL geriebener Meerrettich
1 TL Zucker
1/2 TL Salz
3 EL Kräuteressig
1 Bd. Schnittlauch
1 Bd. Dill
1 Kästchen Kresse

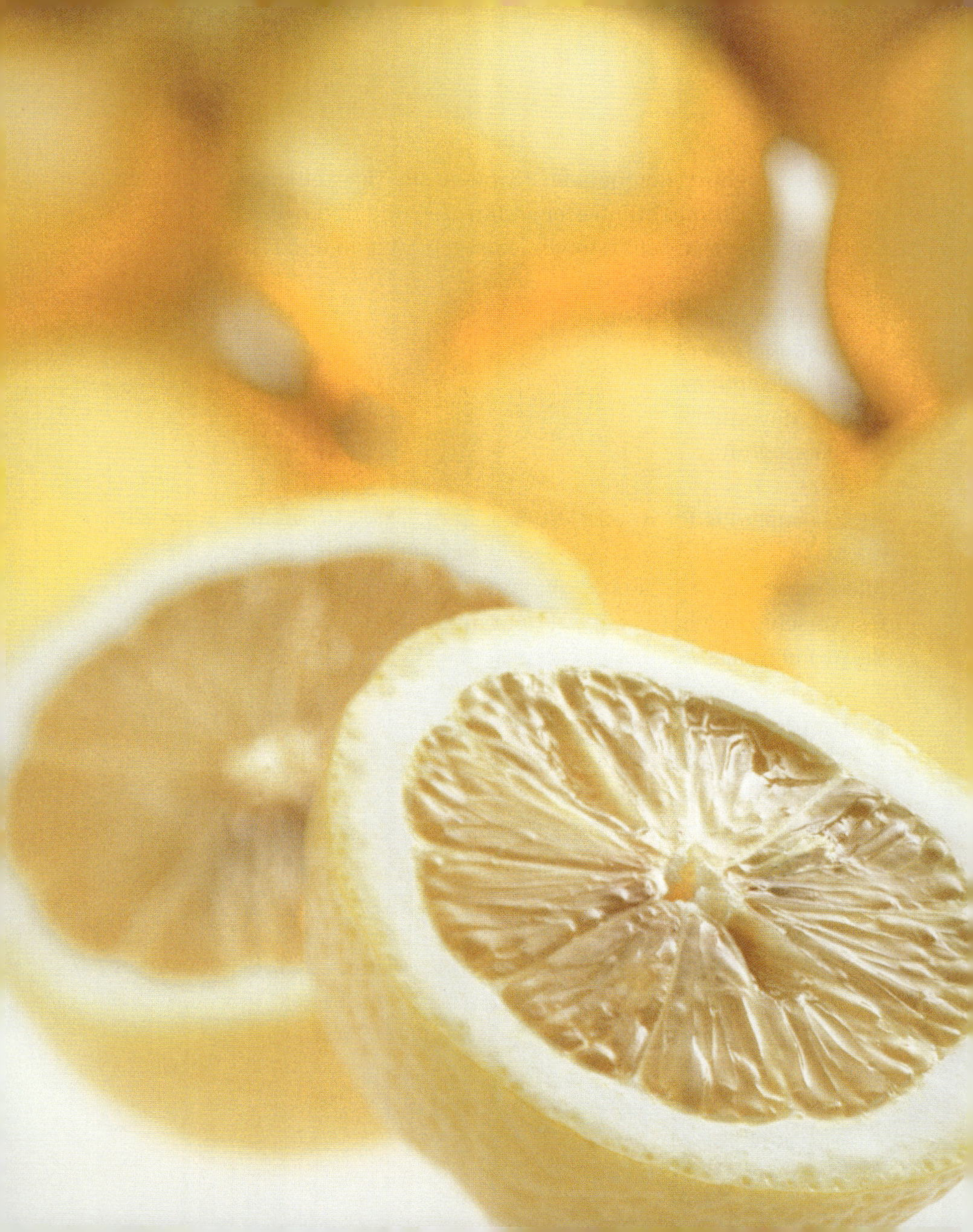

Sahne mit Joghurt, Remoulade, Zitronensaft, Meerrettich, Zucker, Salz und Essig verrühren, Kräuter fein schneiden und unterrühren.
Diese Soße passt zu Pellkartoffeln, Kurzgebratenem und Fisch.

Limetten-Meerrettich-Soße

40 g geriebener Meerrettich
65 ml Limettensaft
65 g Mayonnaise
100 g Joghurt
Salz
schwarzer Pfeffer aus der Mühle

Alle Zutaten in einer säurebeständigen Schüssel vermischen. In einem fest verschlossenen Glas über Nacht in den Kühlschrank stellen, damit die Aromen sich miteinander vermischen.

Meerrettich-Creme

2 EL Meerrettich, fein gerieben
1 Becher Crème fraîche (oder Frischkäse)
1 EL Mandelblättchen
Saft von 1/2 Zitrone
Salz, Pfeffer, 1 Prise Zucker

Die Meerrettich-Creme wird kalt hergestellt. Sämtliche Zutaten werden der Reihenfolge nach zu der pikanten Creme verarbeitet.
Schmeckt besonders gut zu Wild- und Fischgerichten.

Zitronen- oder Limettensaft gehört in alle diese Soßen.

Meerrettich-Dip

100 g Magerjoghurt
1 Kästchen Kresse
2 EL Meerrettich, fein gerieben
Zitronensaft
Salz, Pfeffer

Alle Zutaten in der angegebenen Reihenfolge zu einem pikanten Dip anrühren. Zuletzt mit Zitronensaft und Gewürzen fein abschmecken.

Meerrettich-Preiselbeer-Soße

8 EL Sahnemeerrettich
8 EL Preiselbeeren
2 EL Zitronensaft
4 EL Joghurt
Salz
Pfeffer

Alle Zutaten gut vermischen. Diese Soße passt besonders gut zu Gegrilltem.

Meerrettichsoße

1 Stange Meerrettich
30 g Butter
40 g Mehl
1/2 TL Zwiebel
500 ml Flüssigkeit (Wasser, Fleisch- oder Gemüsebrühe oder Milch)

Salz, 1 Prise Zucker
evtl. Milch oder etwas Schlagsahne

Meerrettich putzen, waschen, kurz vor der Zubereitung reiben (am offenen Fenster oder in der Nähe des Herdes, dabei die Stange gerade halten, damit der Meerrettich nicht faserig wird). Butter und Mehl gut mit einer Gabel miteinander vermischen, in etwas heiße (nicht mehr kochende) Flüssigkeit einrühren, den geriebenen Meerrettich zugeben, durchdünsten, mit Flüssigkeit aufgießen, durchkochen lassen, je nach Schärfe des Meerrettichs 1/2 bis 1 Stunde, dann abschmecken. Bei sehr scharfem Meerrettich kann man den geriebenen Meerrettich erst in das heiße Fett geben, durchdünsten, dann mit Mehl bestäuben und fertig machen. Anstelle von Mehl kann man auch Semmelbrösel zum Binden der Soße verwenden.

Meerrettich-Vinaigrette
100 ml Olivenöl
Saft von 1/2 Zitrone
1–2 EL Meerrettich, fein gerieben
2 fein gehackte Zwiebeln
1 EL zerkleinerter Ingwer
Salz, Pfeffer
2 EL Weinessig
frische, fein gehackte Gartenkräuter

Diese Zutaten zu einer sämigen Masse verrührt zu Fisch-, Fleisch- und Gemüsegerichten reichen.

Orangen-Meerrettich-Soße

25 g Reis- oder Hirsefeinschrot
120 ml Orangensaft
200 ml Gemüsebrühe
1 Prise Piment, gemahlen
etwas Orangen- oder Zitronenschale
Salz
reichlich Meerrettich aus dem Glas oder frisch gerieben
80 g Schlagsahne

Reis- oder Hirsefeinschrot mit dem Saft anrühren. Gemüsebrühe zum Kochen bringen. Den angerührten Schrot hinzufügen und alles unter ständigem Rühren 2 Minuten köcheln lassen. Gewürze (nicht den Meerrettich) hinzufügen und ca. 30 Minuten im warmen Backofen oder an einer warmen Stelle nachquellen lassen. Meerrettich und die Sahne unterheben. Eventuell nachwürzen.

Getränke

Meerrettich-»Kater-Cocktail«

100 ml Tomatensaft
100 ml kalte Milch
2 EL Meerrettich, fein gerieben
Salz, Pfeffer

Tomatensaft und Milch werden mit Meerrettich verquirlt, mit Salz und Pfeffer abgeschmeckt.
Dieser morgendliche Muntermacher verspricht neue Kräfte nach einer kurzen Nachtruhe.

Milch-Drink mit Meerrettich

200 ml Milch
1 EL Meerrettich, fein gerieben
Saft von 1 Zitrone

Diese Zutaten gut miteinander vermischen. Sie ergeben einen absolut stärkenden, erfrischenden Drink.

Die Autorin

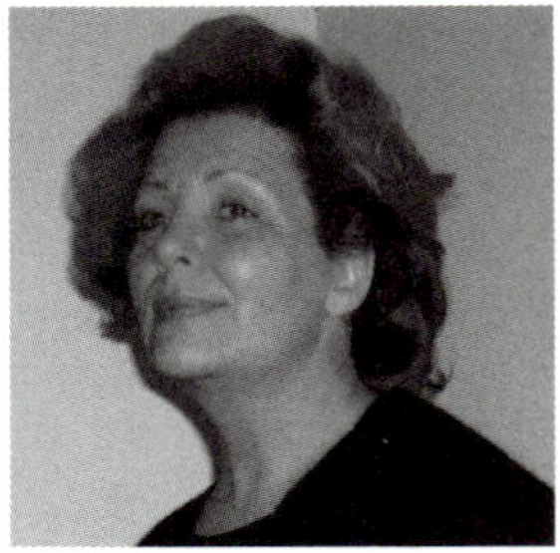

Christin Wassely, geboren 1957, als Tochter eines Heilpraktikers früh mit alternativen Heilweisen vertraut, ist Journalistin und Autorin. Das Thema Gesundheit liegt ihr besonders am Herzen, 1999 schrieb sie ein erstes erfolgreiches Buch über den Meerrettich. Die Autorin lebt in München.